Die Angst überwinden trotz COPD

Was tun, wenn die Luft knapp wird?

(und ein Reisebericht, der Mut macht)

AF219088

Roland Blümel

Die Angst überwinden trotz COPD

Was tun, wenn die Luft knapp wird?

(und ein Reisebericht, der Mut macht)

Die Diagnose COPD ist für jeden, der sie erhält, erst einmal ein Schock. Viele wissen in dem Moment nicht einmal, was COPD eigentlich bedeutet. Ängste kommen hoch, die das typische Merkmal der COPD, die Luftnot, zusätzlich verschlimmern. Wie kann man damit umgehen?

Der Autor, der seit mehr als 30 Jahren mit COPD mit Lungenemphysem lebt, berichtet aus seinem reichhaltigen Erfahrungsschatz, klärt über die Krankheit auf und zeigt, wie er selbst mit der immer noch unheilbaren Krankheit klarkommt und was trotz aller Einschränkungen möglich sein kann.

Bibliografische Information der Deutschen Nationalbibliothek

Die Deutsche Nationalbibliothek verzeichnet diese Publikation in der deutschen Nationalbibliographie, detaillierte bibliografische Daten sind im Internet über http://dnb.dnb.de abrufbar.

Impressum

© 2022, Copyright by Roland Blümel
Grandweg 100
22529 Hamburg

Lektorat: Petra Bülow

Herstellung und Verlag:

BoD - Books on Demand, Norderstedt

ISBN: 9 783755 749332

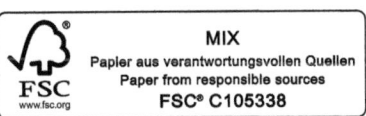

MIX
Papier aus verantwortungsvollen Quellen
Paper from responsible sources
FSC® C105338
FSC
www.fsc.org

Inhalt

DIAGNOSE COPD

Beginnen möchte ich mit ein paar allgemeinen Bemerkungen zu dieser immer noch bei vielen Menschen unbekannten Krankheit. COPD steht für "chronic obstructive pulmonary disease", was übersetzt so viel heißt wie „chronisch obstruktive Lungenerkrankung". Statistiken besagen, dass allein in Deutschland mittlerweile etwa sieben bis acht Millionen Menschen an COPD leiden.

Mit meinem ersten Buch "COPD – Mein positives Leben mit der unheilbaren Krankheit" habe ich bereits versucht, nicht nur Patienten, sondern auch Angehörige über diese Erkrankung aufzuklären. Außerdem möchte ich Mut machen und Tipps dazu geben, wie man mit der Krankheit umgehen und an vielen Stellen Besserung erzielen kann, um nicht daran zu verzweifeln. Manches davon werde ich in diesem Buch aufgreifen und vertiefen, vieles ist neu.

Zur COPD gehört auch die chronische Bronchitis. Dabei sind die Bronchien dauerhaft entzündet. Laut der Welt-Gesundheitsorganisation (WHO) wird *eine Bronchitis dann als chronisch bezeichnet, wenn die wesentlichen Symptome Husten und Auswurf in zwei aufeinander folgenden Jahren über mindestens drei Monate pro Jahr durchgehend bestehen.*

Häufig leiden Menschen, wie auch ich selbst, unter COPD mit Lungenemphysem. Gemäß Wikipedia versteht man unter Lungenemphysem oder auch nur Emphysem folgendes: *Als Lungenemphysem (der Lunge) oder chronische Lungenblähung wird eine irreversible Überblähung der kleinsten luftgefüllten Strukturen (Lungenbläschen, Alveolen) der Lunge bezeichnet. Es ist der gemeinsame Endpunkt einer Reihe von chronischen Lungenerkrankungen.*

Dieser Lungenschaden ist nicht heilbar. Die Lunge enthält zu viel verbrauchte Luft, die sich nicht mehr ausatmen lässt, weswegen sich die Lunge überbläht.

Bei mir wurde vor über 30 Jahren eine COPD mit Lungenemphysem diagnostiziert. Das heißt, meine Atemwege sind chronisch verengt, meine Lunge ist überbläht und viele Lungenbläschen, die für den Sauerstoffaustausch wichtig sind, sind irreparabel zerstört. Statt ganz vieler kleiner gibt es eine ganze Reihe größerer Lungenblasen. Das hat mein Leben nachhaltig beeinflusst.

Als ich die Diagnose erhielt, war ich gerade 30 Jahre alt. Ich bin also bereits mein halbes Leben lang krank. Das war damals ein herber Schlag. Mein Arzt erklärte mir, dass es nicht mehr besser werden würde, dass man mit Medikamenten lediglich die Verschlimmerung hinauszögern, also auch nicht stoppen könnte.

Natürlich war ich geschockt, als mir dies mitgeteilt wurde. Fast wäre ich in eine Depression abgeglitten. Das geht nach meiner Erfahrung vielen Betroffenen so. Es fühlte sich an, als ob das Leben zu Ende wäre und ich nur noch wenige Jahre zu leben hätte.

Ganz typisch für die COPD ist die Tatsache, dass sie sich quasi anschleicht, zuerst beinahe unbemerkt, und irgendwann stellt man fest: Ich bekomme nicht mehr gut Luft, und der Zustand hält an.

Viele Dinge, die ich vorher mit Begeisterung gemacht hatte, gingen mit einem Mal nicht mehr. Ich spielte bis dahin gern Fußball, Volleyball oder Tischtennis, hatte mir gerade einen Tennisschläger besorgt und mit dem Tennisspielen begonnen. All das konnte ich nun vergessen. Stattdessen hieß es, Medikamente zu nehmen, alle Anstrengungen schön dosiert zu absolvieren und irgendwie damit klarzukommen. Was hinzukam war die Angst vor der Luftnot, die Angst, im Extremfall sogar zu ersticken, und diese Angst begleitete mich über lange Zeit.

COPD gehört mittlerweile zu den häufigsten Todesursachen. Nach Herz-Kreislauf-Erkrankungen und Krebs sind Atemwegserkrankungen die Nummer 3. Wobei ich gleich zu Beginn mit einer häufig zu hörenden Falschaussage aufräumen möchte: COPD ist kein Todesurteil, und die Frage nach der Lebenserwartung lässt sich nicht pauschal beantworten. Dazu später mehr. Ich lebe mittlerweile wie gesagt seit mehr als 30 Jahren damit und hoffe, dass noch viele Jahre dazukommen.

Im ersten Teil dieses Buchs werde ich einiges aus meinem persönlichen Erleben schildern bis hin zu meinem Abenteuer Neuseeland. Im zweiten Teil werde ich mich ausführlich mit verschiedenen Themen im Zusammenhang mit COPD beschäftigen, die für Betroffene und ihre Angehörigen wichtig sein können. Hierzu gehört auch das Thema Angst, das vermutlich den meisten COPD-Patienten mehr oder weniger stark begegnet.

Ich möchte eingangs aber noch einmal ausdrücklich betonen, dass ich kein Arzt bin und mir das medizinische Wissen nur angelesen habe. Es ist mir jedoch wichtig, dass ich neben meinen persönlichen Erfahrungen mit der Krankheit auch den medizinischen Hintergrund, so gut es mir möglich ist, weitergebe.

Noch ein persönliches Wort: Ich versuche zu meinen Lesern eine Beziehung aufzubauen und werde zum Du übergehen. Ich hoffe, das ist in Ordnung! Ansonsten ersetzen Sie das *Du* einfach durch ein *Sie*.

HÖHENANGST UND ANDERE ÄNGSTE

Ich bin von Natur aus kein ängstlicher Mensch. Ich habe zum Beispiel nicht wie Majestix aus den Asterix-Büchern Angst, dass mir der Himmel auf den Kopf fällt. ☺ Was das anbetrifft, bin ich relativ entspannt. Auch vor Spinnen habe ich keine Angst, wenngleich diese mir nicht sonderlich sympathisch sind und ich sie zuhause ungern beherberge. Gleiches gilt für Schlangen und Ratten.

Was ist eigentlich Angst? Angst ist zum Beispiel die Befürchtung, körperlich oder auch geistig Schaden zu nehmen. Es kann aber auch die Furcht vor Situationen sein, in denen man sich unsicher fühlt, oder die Sorge davor, sich möglicherweise zu blamieren, zu scheitern oder ähnliches. Ein Mensch, der Angst empfindet, ist in diesem Moment besorgt und erregt.

Zurück zu mir. Nur vor ein paar Dingen habe ich Angst: vor Höhe, vor hohen bzw. wackeligen Brücken, vor dem Autofahren, Angst vor der Angst und insbesondere davor, dass mir die Luft wegbleibt. Und da wären wir schon bei dem Zusammenspiel meiner beiden Hauptprobleme.

Ein zusätzliches Handicap neben der COPD ist meine Höhenangst. Hierfür gibt es einen "schönen" Fachbegriff: Akrophobie. Sie tritt laut Wikipedia *unter anderem auf Türmen, hohen Bergen, vor Abhängen, auf Brücken, Hochhäusern, Balkonen und Leitern auf.*

Mir hilft es auch nicht zu wissen, dass diese Angst eigentlich irrational ist, wenn ich zum Beispiel im 5. Stock auf dem Balkon stehe und da eine Mauer ist, die mir bis zur Brust reicht. Es bleibt unangenehm, wenn ich vom

Balkon hinuntersehe. Aber ich bin dennoch in eine Wohnung im 5. Stock gezogen, weil die Aussicht von hier oben, speziell bei Sonnenuntergang, traumhaft ist, und ich mich meinen Ängsten stellen möchte.

Weiter schreibt Wikipedia: *Psychische Symptome der Akrophobie sind neben der eigentlichen Angstreaktion etwa Depersonalisation, intensive Vorstellungen, aus Versehen in die Tiefe zu stürzen oder dies unter einem Kontrollverlust bewusst zu tun.* Unter Depersonalisation versteht man Selbstentfremdung.

Und natürlich treten bei akuter Höhenangst Beschwerden auf wie zum Beispiel Herzklopfen, aber auch Atemnot. Dies gilt wie gesagt aber für die meisten Ängste und Situationen, in denen man aufgeregt ist. Was Menschen Angst macht, kann durchaus sehr unterschiedlich sein. Manche fühlen sich zum Beispiel im Fahrstuhl unwohl, anderen steht ein unangenehmes Gespräch bevor oder sie fürchten sich in einer großen Menschenmenge, wieder anderen macht es Angst, vor fremden Menschen zu sprechen. Dies sind nur einige Beispiele. Wenn man mal die Liste der Ängste durchgeht, dann staunt man, wovor Menschen Angst haben können. Zum Glück leide ich nur unter einigen wenigen dieser Ängste, aber es sind leider mehr als genug.

Meine persönliche Lösung für die Akrophobie lautete früher immer: Höhen vermeiden. Es ist sicherlich eine natürliche Reaktion, Situationen, die einem Angst machen, zu meiden. Gut, mit COPD und Lungenemphysem Berge hochzusteigen, bietet sich ohnehin nicht an, denn da würde sich die Kurzatmigkeit durch die Anstrengung mit der Atemnot wegen der Höhenangst potenzieren. Überhaupt strengte es mich zu manchen Zeiten unglaublich an, selbst kleinere

Steigungen zu bewältigen. Auf Berge oder Hügel zu steigen, war ein Ding der Unmöglichkeit. Für Treppensteigen galt ähnliches.

Aber man kann natürlich auch auf andere Weise an einem hoch gelegenen Punkt oder auf einem Berg landen, wenn man zum Beispiel durch einen Lift nach oben gelangt oder mit dem Auto dorthin gefahren wird. Allein der Gedanke an eine Schlucht, über die nur eine mehr oder weniger wackelige Hängebrücke führt, verursacht bei mir schon Schweißausbrüche und schnelleres Atmen.

Das war also mein Paket, als es hieß: Herr Blümel, Sie haben COPD mit Lungenemphysem. Und jetzt? Nur noch alles ganz langsam tun, um nur ja nicht außer Puste zu kommen, schön im Flachen bleiben, und vielleicht irgendwann die Wohnung gar nicht mehr verlassen? Viele Leidensgenossen schränken aus Angst vor Luftnot ihren Bewegungsradius so weit ein, dass er schließlich auf dem Sofa endet. Was sind das für Aussichten?

Ich blickte also trostlos in die Zukunft und hätte mir nie vorstellen können, wie gut mein weiteres Leben verlaufen, wieviel Freude ich erleben und wie gut es mir gelingen würde, mit der Krankheit klarzukommen.

EINSCHRÄNKUNGEN

Das Problem ist wie gesagt, dass man COPD nicht heilen kann. Man kann nur die Verschlechterung bremsen. Durch den Alterungsprozess verringert sich die Lungenkapazität bei jedem Menschen ohnehin, insbesondere wenn man nicht dagegen an arbeitet, wie zum Beispiel durch regelmäßige Bewegung und Training.

Leider hat jede Erkältung, jede Bronchitis, jeder grippale Infekt gerade bei Lungenkranken gravierende Auswirkungen. Man nennt das Exazerbation, ein Wort, bei dem ich mir beim Aussprechen jedes Mal die Zunge breche. Eine Exazerbation ist eine plötzliche Verschlechterung des Gesundheitszustands. Typisch hierfür sind zunehmende Atemnot, stärkerer Husten mit verstärkt zähem Schleim, Abgeschlagenheit, Müdigkeit und Fieber. Im Laufe der Jahre hatte ich diverse Anfälle dieses Zungenbrechers, und jedes Mal war dies mit erheblicher Atemnot verbunden und mit der bangen Frage: Wird es jemals wieder besser werden oder bleibt es so schlecht und wird vielleicht sogar noch schlimmer?

Manches Mal war schon das Zähneputzen oder das Waschen eine Qual. Etwas im Mund zu haben, wie zum Beispiel beim Zahnarzt, mag ich ohnehin nicht besonders. Aber bei Erkältungen, wenn die Nase verstopft war, bekam ich schon beim Zähneputzen kaum Luft. Vor der vorgebeugten Haltung beim Haarewaschen graute mir jedes Mal ganz besonders, wenn ich erkältet war.

Die Krönung des "Genusses" war und ist bei mir und vielen Leidensgenossen der Lungenfunktionstest beim Arzt. Den kennen und fürchten vermutlich fast alle

COPD-Patienten. Später werde ich ausführlicher darauf eingehen.

Auch das Bücken bereitete immer größere Probleme. Etwas vom Boden aufzuheben, war jedes Mal mit Luftnot verbunden, und ich musste danach schwer nach Atem ringen. Schuhe und Strümpfe anzuziehen, wurde auch mit einem Mal zu einer echten Herausforderung. Warum sind die Füße nur so weit entfernt? Beim Einkaufen musste ich mich vornehm zurückhalten. Meine Frau schleppte die meisten Einkäufe und hob auch Getränkekisten ins Auto. Ich kam mir dabei ziemlich blöd vor, fühlte mich wie ein Pascha.

Spazierengehen funktionierte nur mit vielen Pausen, und sich dabei zu unterhalten, ging zeitweise gar nicht. Entweder Gehen oder Sprechen war für mich die Alternative. Im fortgeschrittenen Stadium bekommen manche Patienten sogar beim Essen Luftnot, was ich bei einem Klinikaufenthalt mitbekommen habe. So weit war ich zum Glück noch nicht, aber solche Berichte machten beim Blick in die Zukunft natürlich nicht unbedingt Mut.

Bevor ich selbst meinen weiteren Bewegungsradius einschränken konnte, tat dies mein Arzt: Flüge waren ab sofort für mich tabu. Gern wäre ich auch mal nach Amerika geflogen, aber da bremste mein Arzt. Da der Sauerstoffanteil in der Kabine bei Transatlantikflügen stark abgesenkt wird, könnte es bei einem solchen Trip mit der Atemluft knapp werden. Meine Lungenwerte hatten sich im Laufe der Zeit kontinuierlich verschlechtert, also konnte ich das vergessen.

ANGST VORM FLIEGEN?

Das Fliegen schien also in den ersten Jahren meiner Krankheit außerhalb der Reichweite. Ich leide zwar unter Höhen-, aber nicht unter Flugangst, von daher war ich vor meiner Erkrankung häufiger geflogen. Als COPD-ler, dem es immer schlechter ging, war das für mich einige Jahre lang dann kein Thema mehr.

Auf meine Frage, ob das Fliegen denn grundsätzlich riskant wäre, antwortete mein Lungenarzt nach einigen Jahren, ich müsse es ausprobieren. Toll! Und wenn ich keine Luft mehr bekomme? Dann wüsste ich, dass das nicht mehr geht, und ich würde ersticken? Emotional zog es mich immer weiter runter und gefühlt wartete ich auf mein Ende.

Aber eine meiner positiven Eigenschaften ist, dass ich im tiefsten Inneren eine Kämpfernatur bin. Und so kam es, dass ich begann, Stück für Stück gegen die Einschränkungen anzukämpfen. Irgendwann musste ich aus beruflichen Gründen nach Frankfurt. Ich hätte mit dem Zug fahren können, aber das war doch die Gelegenheit, das Fliegen auf so einem verhältnismäßig kurzen Flug auszuprobieren, dachte ich mir.

Gut, auch auf einem knapp einstündigen Flug von Hamburg nach Frankfurt kann man ersticken. Doch dass mein Arzt so locker gesagt hatte, ich müsse es einfach ausprobieren, gab mir die Sicherheit, dass dieser Ernstfall nicht eintreten würde. Also wagte ich den „Testflug".

Das Flugzeug hob ab, und ich hielt die Luft an, bis mir bewusstwurde, dass dies wohl keine gute Idee war. Also atmete ich wieder. Leicht verkrampft wartete ich in meinem Sitz, bis wir die maximale Flughöhe erreicht hatten, und ich bekam immer noch Luft.

Als das Flugzeug zur Landung ansetzte, atmete ich entspannt und war froh darüber, dieses Abenteuer heil überstanden zu haben. Ab dem Zeitpunkt war ich wieder flugtauglich. Zumindest in diesem Bereich gab es ein wenig Freiheit zurück, auch wenn ich mich weiterhin nicht an Transatlantikflüge traute.

Ich musste mich daher mit kurzen Etappen begnügen, möglichst innerhalb des europäischen Kontinents. Im Laufe der Jahre kamen (privat, aber vor allem beruflich) doch etliche zusammen: Lanzarote, Antalya, Larnaca, London, Manchester, Izmir, Rom, Istanbul, Dublin, Kreta, um nur einige zu nennen.

Das Reisen insgesamt fiel mir aber schon schwer. Ich hatte als IT-Berater dienstlich mehrere Projekte im Ausland zu betreuen. Koffer zu schleppen oder auch nur hinter mir her zu ziehen, war bereits so anstrengend, dass ich immer wieder Pausen einlegen musste. Ich erinnere mich an einen Rückflug aus London Heathrow, bei dem mir das Abfluggate (wie üblich) so spät angezeigt wurde, dass ich eiligen Schrittes ca. 20 Minuten dort hingehen musste. Mir blieb auf dem Weg mehrmals die Luft weg, und ich befürchtete, dass ich entweder ersticken oder zumindest den Flug verpassen würde. Kurz bevor ich das Gate erreichte, überholte mich ein Shuttlewagen, der gehbehinderte Passagiere zum Gate fuhr. Wie ich später erfuhr, hätte auch ich mich dafür anmelden können. Aber zu der Zeit tat ich mich idiotischerweise schwer, meine Krankheit und die damit verbundenen Einschränkungen zuzugeben. Doch in dem Moment, als der Shuttle an mir vorbeifuhr, war ich einfach zu kaputt, um mich ärgern zu können. Zum Glück erreichte ich den Flug, zwar schwer atmend, aber lebendig. Außerdem hatte der Abflug dann auch noch Verspätung. Cool!

Was ich zu dem Zeitpunkt falsch machte, war vor allem, dass ich mich selbst unter Stress setzte. Ich wollte auf keinen Fall einen Flug oder den Bus verpassen und machte mir selbst unglaublichen Druck. Dadurch kam erst recht Atemnot auf. Das wurde im Laufe der Zeit zu einer regelrechten Spirale. Schon die Angst, zu spät zu kommen, die Angst, Bus, Zug oder Flug zu verpassen, ließ mich kurzatmig werden, sodass ich oft viel zu früh an der Bushaltestelle, am Bahngleis oder am Flughafen war, um ja nicht in Stress zu geraten. Auf dem Fußweg zu einem Kunden fing es plötzlich an, wie aus Kübeln zu gießen. Die Aussicht, klatschnass beim Kunden anzukommen, setzte mich ebenfalls unter Stress und ließ mich kurzatmig werden.

Das ist ein weiteres Risiko, das wir COPD-Patienten haben: Stress! Natürlich leiden selbst Gesunde heutzutage zunehmend unter Stress, aber bei Menschen, die unter Luftnot leiden, wird diese durch Stress verschärft. Es gibt zwar gutgemeinte Tipps, durch Atemübungen den Stress zu minimieren, aber das ist leichter gesagt als getan. Vielleicht probierst du es im Fall von Stress mal mit der 4-7-8-Atmung. Die funktioniert folgendermaßen: Du atmest aus, bis du das Gefühl hast, dass keine Luft mehr in der Lunge ist. Dann atmest du 4 Sekunden lang durch die Nase ein, hältst dann 7 Sekunden die Luft an und atmest danach 8 Sekunden durch den Mund aus. Vielleicht versuchst du das mal, wenn gerade kein Stress ist, um es zu üben. Es wird allerdings empfohlen, diese Atmung nicht öfter als vier Mal hintereinander auszuführen. Den Grund dafür habe ich allerdings nicht herausbekommen, kann nur vermuten. Vielleicht atmet man dann zu viel

Sauerstoff ein, sodass einem schwindelig wird, wie beispielsweise beim Hyperventilieren.

Ein weiterer Fehler, den ich beging, war das "Verstecken" meiner Krankheit. Später bin ich sehr gut damit gefahren, meine Einschränkungen "öffentlich" zu machen, denn Luftnot sieht man einem Menschen nicht an, ganz im Gegensatz zu einer Gehbehinderung oder Blindheit. Allerdings können andere Menschen nur dann Rücksicht nehmen, wenn man offen darüber spricht.

Es ging im Laufe der Jahre weiter bergab mit mir. Persönliche Probleme und Stress im Job führten dazu, dass ich körperlich immer stärker eingeschränkt war. Gehen, Treppen steigen, Sachen tragen, Bücken, all das verursachte bei mir immer schneller und stärker Atemnot. Ich versuchte, dem durch mäßigen Sport entgegenzuwirken, aber das half nur wenig. Durch eine neue Liebe ging es dann eine Zeitlang besser, was ein Indiz dafür ist, dass auch die Psyche, zum Beispiel in Form von Entspannung, positiver Einstellung und Gefühlen für das Wohlbefinden und den Umgang mit der Krankheit eine wichtige Rolle spielt.

Aber auch diese Besserung war leider nicht von Dauer. An weite Reisen war weiterhin nicht zu denken. Meine Frau wollte ihre Tochter in Kanada besuchen, aber ein Flug nach Kanada war für mich völlig undenkbar. So blieb ich zuhause, und mir entging das Erlebnis Kanada. Leider!

ES GEHT ABWÄRTS

Womit man als COPD-Patient wie gesagt rechnen muss, ist die Tatsache, dass es im Laufe der Erkrankung schlechter wird. Man kann aber versuchen, etwas dagegen zu tun, wie zum Beispiel, sich durch Bewegung, Lungensport und anderes fit zu halten. In meinem ersten Buch habe ich zu dem Thema bereits ausführlich geschrieben. Außerdem ist es sehr wichtig, gesund zu leben, die wichtigsten Impfungen zu erhalten, angemessen warme Kleidung zu tragen und, was vielen schwerfällt, aber mit das Wichtigste ist: aufzuhören zu rauchen. Aber auch, wenn man dies alles befolgt, ist man wahrscheinlich vor Exazerbationen und den damit einhergehenden Verschlechterungen nicht vollkommen gefeit.

Durch mehrere Krankheiten hintereinander streckte es mich vor einigen Jahren für insgesamt fast ein halbes Jahr völlig nieder. Zunächst hatte ich eine Blasenentzündung und anschließend eine Bronchitis. Ich kam einfach nicht wieder so richtig auf die Beine. Das Sofa war mein Hauptaufenthaltsort. Zwischendurch war es so schlimm, dass ich selbst beim aus dem Bett oder ins Bett steigen Atemnot bekam.

Mehrmals hatte ich Erstickungsanfälle mit Todesangst, und ich befürchtete, dass dies ab jetzt der Zustand wäre, mit dem ich würde leben müssen. Ganz langsam wurden die Erkältungssymptome zwar besser, aber so richtig gut Luft bekam ich dennoch nicht. Mittlerweile war ich an dem Punkt angelangt, dass ich kaum noch das Haus verlassen mochte. Bereits das Anziehen war mühsam, und wenn ich doch mal das Haus verließ, musste ich schon nach spätestens hundert Metern stehenbleiben und eine Pause machen.

Eine einzige Treppe zu bewältigen, verursachte eine derartige Luftnot, dass ich das Gefühl hatte, ersticken zu müssen. In diesen Momenten kam echte Panik auf, und ich schaffte es nur unter Einsatz aller Kräfte und unter Zuhilfenahme der sogenannten Lippenbremse, wieder ausreichend Sauerstoff in die Lunge zu bekommen. Vom Kopf her war mir klar, wie wichtig es ist, in einer solchen Situation ruhig zu bleiben. Leider fällt das unglaublich schwer. Jedes Mal nahm ich mir vor, selbst bei diesen ca. 15 bis 20 Treppenstufen auf halber Strecke eine Pause zu machen, um nicht wieder in eine derartige Paniksituation zu geraten. Meistens gelang mir das auch.

Irgendwann zogen wir in die oben schon erwähnte Wohnung im fünften Stock. Ich war froh, dass es in dem Haus einen Fahrstuhl gab, bis dieser innerhalb kürzester Zeit zwei Mal für zwei Tage ausfiel. Ich fühlte mich eingesperrt. Runter wäre es ja noch gegangen, aber fünf Etagen aufwärts? Unmöglich!

Bei gemeinsamen Spaziergängen mit meiner Frau musste sie sich tempomäßig sehr zurückhalten, da ich einfach nicht so schnell gehen konnte, ohne atemlos zu werden.

Wir machten mit der ganzen Familie Urlaub in Dänemark. Wenn wir gemeinsam spazieren gingen und die anderen stehenblieben, um sich etwas anzusehen, machte ich normalerweise „Strecke". Das heißt, ich ging schon mal langsam vor, flott ging ja nicht, da die anderen schneller waren und mich mühelos wieder einholten.

In Dänemark am Strand gerieten wir einmal in einen kräftigen Regenschauer, und die anderen rannten zum Auto, um nicht völlig durchnässt zu werden. Ich wollte auch, aber schon bei dem Gedanken ans Laufen blieb mir die Luft weg, und ich wurde pitschnass.

Unter normalen Umständen wäre meine Reaktion die gleiche gewesen, die ich auch von anderen COPD-Patienten gehört hatte: Möglichst jede Anstrengung und damit die Gefahr von Atemnot vermeiden. Aber ich wusste sowohl aus der Reha, als auch aus der Literatur: Das ist ein echter Teufelskreis, denn dann kommt die Atemnot immer schneller, auch bei den geringsten Anstrengungen. Das hatte ich zwar theoretisch verstanden, aber bis zur Umsetzung war es noch ein weiter Weg. Ich war kurz vorm Verzweifeln und fragte mich ein ums andere Mal, wie es weitergehen sollte.

Ich bin eigentlich kein Typ, der jammert. Warum ich trotzdem diese Leidensphase so ausführlich beschreibe? Ich habe von vielen gehört, dass es ihnen ähnlich geht wie mir damals, dass sie die Hoffnung auf Besserung verloren haben. Ich möchte Mut machen, dass es wieder aufwärts gehen kann. Auch wenn bisher COPD nicht heilbar ist, kann sich das subjektive Empfinden dennoch wieder verbessern. Auch gelingt es, durch geeignete Medikation und begleitenden Sport das „Beste aus der noch vorhandenen Lunge herauszuholen".

GLÜCK IM UNGLÜCK

Ich war also inzwischen an dem Punkt angelangt, wo ich mich selbst fragte: Ist das nun der "beste Zustand", der mir noch bleibt, und wird es ab jetzt nur noch schlechter werden? Doch es kam zunächst noch schlimmer.

Eines Abends biss ich auf ein Stück Schokolade, und es gab einen lauten Knall. Ich tastete verwundert meinen Mund ab, konnte aber auf den ersten Blick bzw. beim ersten Fühlen nichts feststellen. Vorsichtig kaute ich weiter, traute mich aber nicht, richtig fest zuzubeißen. In den nächsten Tagen kristallisierte sich heraus, was passiert war. Meine in die Jahre gekommene Zahnbrücke hatte sich gelockert und machte sich allmählich selbständig. Da gerade Ostern war, ging ich zum Zahnarztnotdienst mit dem inneren Anspruch: Mach heil!

Die Zahnärztin blickte mir in den Mund, zog mit einem gezielten Griff die Brücke heraus, drückte sie mir in die Hand und sagte: »Das ist kaputt, da kann ich momentan nichts machen.« Mit dem Teil in der Hand fuhr ich nach Hause.

Gleich nach Ostern ging ich zu einem „richtigen" Zahnarzt, um den Schaden ansehen zu lassen. Der besah sich die Bescherung und stellte fest, dass sich das Thema "Brücke" erledigt hatte, denn sie hatte sich nicht nur losgerissen, sondern ihre Halterungen gleich mit in die ewigen Jagdgründe genommen. Die nächste Reparatur wurde fällig.

In den folgenden acht Monaten saß ich mir den Hintern auf diversen Zahnarztstühlen wund.

Der Zahnarzt musste zwei Mal in den Kiefer bohren, um Pfosten für das Implantat zu setzen. Das klang, als ob ich in einer Tischlerei sitzen würde. Warum ich in einem Buch über COPD so ausführlich von einer Zahnarztbehandlung berichte? Die Auflösung kommt jetzt: Um Entzündungen zu vermeiden, verschrieb der Arzt mir ein Antibiotikum. Ich schluckte dies artig fünf Tage lang und bekam keine Entzündung. So weit so gut.

Bis zu dem Zeitpunkt hatte ich beim Atmen immer das Gefühl, im Brustkorb gegen eine Wand anzuatmen, ohne wirklich durchzudringen. So richtig tief in den Bauch zu atmen, ging einfach nicht. Am Ende der fünf Tage mit dem Antibiotikum merkte ich plötzlich, dass dieses Gefühl weg war. Anscheinend hatte das Medikament eine Entzündung in meinen Atemwegen weggeschwemmt, die sich dort schon längere Zeit festgesetzt hatte.

Es kann also doch wieder aufwärts gehen. Manche Verschlechterung liegt einfach „nur" daran, dass die akute Erkrankung noch nicht richtig ausgeheilt ist. Für mich heißt das zweierlei: Erstens werde ich nicht die Hoffnung verlieren, wenn durch eine Exazerbation eine vermeintlich dauerhafte Verschlechterung aufgetreten ist, sondern mich weiter bemühen, die akute Infektion zu bekämpfen. Zweitens fühle ich mich darin bestätigt, dass es gut gewesen ist, dass ich mich immer wieder selbst angespornt habe, nicht nur auf dem Sofa zu sitzen, sondern mich so gut es geht zu bewegen und dies immer weiter zu steigern. Ich spürte damals schnell, dass es voran ging und mir das Atmen wieder deutlich leichter fiel. Die trüben Gedanken waren weg, und ich lebte förmlich auf. Mein Kampfgeist und meine Selbstdisziplin hatten sich gelohnt. Das Training zahlte sich jetzt aus.

In dem Jahr war es plötzlich anders als in den Jahren davor. In Dänemark im Urlaub machte ich "Strecke", und die anderen riefen, ich solle doch nicht so weit vorlaufen. Vorlaufen! Das Wort „Laufen" hatte in Zusammenhang mit meiner Fortbewegung vor vielen Jahren aufgehört zu existieren. Laufen tat ich zwar immer noch nicht, aber plötzlich konnte ich wesentlich flotter gehen, ohne in Atemnot zu geraten.

Nun konnte ich ohne Pausen spazieren gehen und mich dabei sogar unterhalten. Ich hatte mittlerweile auch wieder mit Sport, also Lungensport, begonnen und kam damit immer besser klar. Außerdem fing ich an, mehrmals die Woche die fünf Etagen, wenn auch mit Pausen, zu Fuß hochzusteigen. Ein völlig neues Lebensgefühl erwachte. Mein Lungenarzt konnte sich das nicht wirklich erklären, denn das Antibiotikum, das mir augenscheinlich geholfen hatte, die akute Infektion auszumerzen, war der Vorgänger von demjenigen, das er mir bei Bedarf verschrieben hatte. Wie auch immer, mir war das völlig egal. Mir hatte dies eine ganz neue Freiheit geschenkt. Ich bekam zwar immer noch von Zeit zu Zeit Luftnot, aber längst nicht mehr so schnell und nicht mehr so schwer.

Nun konnte ich auf einmal wieder - für meine Verhältnisse - zügig gehen, ohne gleich nach Luft zu japsen und die atemerleichternde Stellung einnehmen zu müssen, die ich beim Lungentraining gelernt hatte.

Die Besserung hielt an, und ich wartete gespannt auf den nächsten Winter. Wie jedes Jahr hatte ich mir eine Grippeschutzimpfung geben lassen, aber das hatte mich in den Jahren davor nicht vor saftigen Erkältungen und Bronchitis bewahrt. Auch in diesem Jahr gab es wieder eine Infektionswelle, viele schlugen sich mit Fieber, Husten, Schnupfen herum. Doch zum Glück machten die

Viren dieses Mal einen Bogen um mich. Ich hatte nicht eine einzige Erkältung, keinen Schnupfen, kein Fieber, nur den normalen COPD-Husten. Ich konnte es nicht glauben und war einfach nur froh. Hatten sich meine Immunkräfte vielleicht auch durch die viele Bewegung an der frischen Luft verbessert? Ich weiß es nicht, aber meine Lebensqualität war erheblich gestiegen. Plötzlich sah die Zukunft nicht mehr ganz so düster aus und das nach mehr als 20 Jahren mit COPD.

DAS ABENTEUER BEGINNT

Es war im Jahr 2016 als mein jüngster Stiefsohn das Abitur absolvierte und beschloss, sich für ein „Work and Travel"-Programm anzumelden. Das machen in erster Linie junge Menschen, um Länder, deren Kultur und die Sprache kennenzulernen. Work & Travel unterscheidet sich von anderen Reiseformen vor allem dadurch, dass sich die Reisenden die nötigen finanziellen Mittel durch Gelegenheitsjobs vor Ort verdienen. Die Wahl des jungen Mannes fiel auf Neuseeland.

Ausgerechnet Neuseeland! Weiter weg geht es ja wohl kaum als ans andere Ende der Welt. Schon bevor sie es aussprach, war mir klar: Meine Frau würde ihn gern dort besuchen. Es sind ja auch "nur" ca. 24 Flugstunden und eine Zeitdifferenz von 10 bis 12 Stunden, je nach Sommer- oder Winterzeit. Da lohnen sich auch keine drei Wochen Urlaub, sondern es sollten schon vier sein.

Und dann kam diese Aussage, die, ich will nicht sagen, mein Leben verändern, ihm aber eine neue Richtung geben sollte: »Frag doch mal deinen Arzt, ob du da mitfliegen kannst?« Innerlich tippte ich mir an die Stirn, machte meine Skepsis aber nicht öffentlich. *Okay, ich kann ja mal fragen, aber die Antwort kenne ich schon,* dachte ich bei mir.

Einige Wochen später hatte ich meinen vierteljährlichen Termin beim Arzt. Das Wiegen und der „geliebte" Lungenfunktionstest waren glücklich überstanden, als ich beim Arzt im Sprechzimmer saß.

Er kam herein, begrüßte mich, blätterte in den Ergebnissen, schrieb mir meine Medikamente auf, und alles war wie immer. Fast! Zum Schluss schob ich noch eine Frage nach: »Wie sieht es aus, Herr Doktor? Meine Frau und ich wollen nach Neuseeland. Was halten Sie davon?« Vor meinem inneren Auge tippte er sich an die Stirn und sagte: »*Sie spinnen wohl, bei Ihrer Gesundheit? Das geht überhaupt gar nicht! Wie kommen Sie denn auf solch eine abgefahrene Idee?*«

Siehste! Das war die erwartete Antwort. Allerdings nur die, die sich in meinem Geist abgespielt hatte. Es konnte ja auch gar nicht anders sein. Tatsächlich aber sagte er: »Sie sind ja gut eingestellt. Ich sehe da kein Problem!«

KEIN PROBLEM?! Potzblitz, was war denn nun passiert? Jahrelang war das Fliegen ein hohes Risiko, und nun sollte das plötzlich gehen? Ich war noch nicht ganz überzeugt, dass das so problemlos möglich sein sollte, und fragte nach, wie ich mich darauf vorbereiten sollte. Ich erwartete mindestens eine Sauerstoffflasche, diverse Dopingmedikamente und tausend Verhaltensregeln. Doch was sagte dieser Arzt?

»Sie sollten für alle Fälle Antibiotika und Cortison prophylaktisch dabeihaben, und ich verschreibe Ihnen dann noch Thrombose-Spritzen!«

Aber Herr Doktor, dachte ich, *ich bin doch schwer lungenkrank!* Er sah mich einfach nur strahlend an, reichte mir die Hand und wünschte mir viel Spaß in Neuseeland. Ja, so war das, und nun war das Abenteuer Neuseeland plötzlich greifbar. Reichlich verwirrt fuhr ich nach Hause. Meine Frau erwartete mich gespannt und war ganz aus dem Häuschen, als ich ihr davon berichtete. Die Planung konnte beginnen.

Hurra, ich erlebe ein Abenteuer (frei nach Bilbo aus dem Herrn der Ringe). Dessen Drehort würden wir später in Neuseeland in Hobbiton übrigens auch besuchen. Ich konnte es nicht fassen.

REISEVORBEREITUNGEN

Die Vorbereitung lief an. Meine Frau arbeitete Touren aus, wählte Hotels und plante mögliche Ausflüge. Sie konferierte mit unserem Reisebüro, buchte Flüge, Hotels und diverses andere und bereitete mir als Adventskalender die ganze Reise mit vielen Geheimtipps auf, um sie mir schmackhaft zu machen. Mit einer gewissen Skepsis und einem flauen Gefühl begleitete ich diese Aktivitäten. Wie würde das nur werden, fragte ich mich nicht nur einmal.

Ich selbst trainierte fleißig beim Sport, schob noch eine vierwöchige ambulante Reha ein, bei der sich meine Werte weiter verbesserten. Ich ließ mich gegen Grippe impfen und gegen Hepatitis. Schlussendlich erklärte ich den Viren und Bakterien, dass sie mich mit einer Exazerbation bitte auch diesen Winter und diesen Winter ganz besonders verschonen sollten. Bis zwei Wochen vor dem Abflug Ende Januar hatten sie das auch verstanden. Dann aber schlugen sie noch einmal zu. Ich wachte auf, weil meine Nase völlig zu war und es beim Husten in den Bronchien wehtat. Mist! Nun also doch noch. Und das zwei Wochen vor dem geplanten Abflug. Da warteten mit Unterbrechungen insgesamt etwa 24 Stunden Flug auf mich und mit Luftknappheit würde das kein Spaß werden.

Ich trank eimerweise Tee und bedrohte die Bronchitis, sie mit Antibiotikum zu beschießen, wenn sie nicht von allein verschwinden würden. Tatsächlich gehorchte sie, der Husten war nach ein paar Tagen wieder weg, auch ohne Antibiotika. Der Schnupfen blieb noch etwas länger, war aber nicht mehr so schlimm und der Schmerz in den

Bronchien hatte sich auch verabschiedet. Ich hatte es beschlossen, und es gelingt mir bis heute, mich von derartigen Rückschlägen nicht mehr entmutigen zu lassen.

Wir packten also unsere Sachen. Es ist schon komisch, wenn Winter ist (in Deutschland war es im Januar 2017 mal wieder frostig mit etwas Schnee) und man packt für Sommer in Neuseeland. Aber vernünftig bekleidet zu sein, ist wichtig, auch und vor allem bei uns COPD-lern. Außerdem kann man ja nicht Kleidung für vier Wochen mitnehmen. Also muss man eine gewisse Auswahl treffen und natürlich auch wissen, was man sonst noch so braucht: diverses elektronisches Equipment wie Laptop, Smartphones, Kabel, Adapter usw., die Reiseunterlagen, Reisepässe und Devisen. Da wir noch Zwischenstopps in Singapur und Dubai machen wollten, einmal auf dem Hin-, einmal auf dem Rückflug, mussten wir uns natürlich auch hierfür vorbereiten.

Die letzten Tage vergingen blitzschnell. Plötzlich war er da, der große Tag. Wir packten die Koffer zu Ende, bereiteten zuhause alles vor und riefen ein Taxi, das uns zum Flughafen bringen sollte.

Und ich dachte mir: Hurra, ich erlebe ein Abenteuer!

ES GEHT LOS

Hemd, dicker Pullover und dünne Jacke, so bereiteten wir uns im deutschen Winter auf den asiatischen Sommer vor. Zwiebellook nennt man das wohl. Dubai lockte mit 22 bis 25 Grad, Singapur mit um die 30. Dubai würde auf dem Hinflug nur ein Zwischenhalt sein. Nach vier Stunden sollte es dann weitergehen nach Singapur.

Mit den drei Stunden Zeitdifferenz zu Dubai und weiteren vier zu Singapur hätten wir dann schon sieben Stunden Jetlag geschafft. Das war der Plan, um die insgesamt zwölf Stunden Zeitunterschied möglichst schnell aus den Gliedern zu bekommen.

Mit einem leicht flauen Gefühl harrte ich der Dinge, die da kommen sollten, als wir am Flughafen ankamen. Solch lange Flüge hatte ich in meinem ganzen Leben noch nicht unternommen.

Im Flugzeug hatten wir einen schönen Zweierplatz, sodass sich die sechs Stunden Flugzeit ganz gut aushalten ließen. Die Fluggesellschaft bot Unterhaltung mit Filmen oder Musik. Das war zwar kurzweilig, aber sechs Stunden in einem engen Flieger zu sitzen, ist nicht so wirklich angenehm. Zum Glück leide ich nicht unter Platzangst, denn es würden im Laufe der Zeit noch viel mehr Flugstunden dazu kommen. In Deutschland war es 21 Uhr als wir losflogen. Als wir in Dubai ankamen, war es sechs Uhr morgens.

Eine wirkliche Nacht hatte nicht stattgefunden. Ich war mal kurz weggenickt, aber das war es dann auch. Ich kann im Flugzeug genauso wenig schlafen wie zum Beispiel im Zug. Doch zumindest waren wir schon mal in Dubai. Mit den entsprechenden Verzögerungen hatten wir dort nur noch 2 ½ Stunden Wartezeit, und ich war gut bei Luft, wie ich erleichtert feststellte. Der Wechsel zum Abfluggate war stressfrei und ohne Luftnot zu bewältigen. Außerdem hatten wir ja auch nur Handgepäck dabei, mussten also nichts Schweres schleppen.

Der nächste Flug hielt für uns nicht ganz so komfortable Plätze bereit. Wir hatten einen Fenster- und einen Gangplatz gebucht, aber leider war die Maschine ausgebucht und somit würde jemand zwischen uns sitzen. Warum fliegen bloß so viele Menschen von Dubai nach Singapur, fragte ich mich.

Bei uns in der Reihe saß eine kleine Person, die sich während des Großteils des Fluges auf dem Sitz zusammengerollt hatte und schlief. Beneidenswert! Ich machte wieder kaum ein Auge zu und nach wenigen der fast sieben Stunden taten mir Beine und Hintern weh. Versorgung und Filme waren wieder gut, aber dennoch war es anstrengend.

Ach ja, und von der Luft her hatte ich überhaupt kein Problem. Super! Ob ich die Thrombosespritze wirklich gebraucht hätte, weiß ich nicht, aber ich hatte sie mir todesmutig selbst verabreicht. Ich Held!

Singapur empfing uns äußerst nass. Bei der Ankunft prasselte ein Regenschauer auf uns herab, der sich im wahrsten Sinne des Wortes gewaschen hatte. Vom Taxifahrer, den ich nach dem Wetter insgesamt fragte, erfuhr ich, dass gerade Regenzeit, also Monsun war.

Wie wir anschließend herausbekamen, regnet es in Singapur beinahe sieben Monate lang eigentlich durchgehend. Bei den hohen Temperaturen ist das wie in einer Waschküche und damit normalerweise nicht gerade mein Klima. Nur feuchtkalt wäre schlimmer. Aber auch diese zwei Tage verkraftete ich überraschend gut und ohne Luftnot.

Das Zimmer, das wir in Singapur bezogen, lag im 50., in Worten im FÜNFZIGSTEN Stock. Zum Glück gab es funktionsfähige Fahrstühle. Der Raum hätte einen schönen Blick auf Singapur geboten, wenn man denn etwas hätte sehen können. Durch den prasselnden Regen waren die Fensterscheiben total beschlagen, was mich wegen meiner Höhenangst eher beruhigte als störte. Am nächsten Morgen hatte der Regen nachgelassen, sodass ich den Blick auf Singapur aus dem 50. Stock "genießen" konnte.

Fazit: Ich war in Singapur angekommen und hatte alle Flüge, ohne Atemnot zu bekommen, überstanden.

Hurra, ich erlebte ein Abenteuer!

DIE WEITERE REISE

In Singapur verbrachten wir zwei Tage, und wie schon gesagt, konnte ich das Klima dort überraschend gut vertragen. Es regnete oder nieselte eigentlich die gesamte Zeit, aber durch die Wärme war das nicht einmal unangenehm.

Wir machten eine Hopp-on-Hopp-off Tour, auf der wir auch zu einem Botanischen Garten gefahren wurden. Hier konnten wir durch einen Regenwald wandern, wie er dort früher großflächig anzutreffen war. Es herrschte eine eigenartige Atmosphäre. Der Weg ging leicht bergauf, was ich aber beinahe mühelos schaffte. In diesem Regenwald war es wirklich wie in einer Waschküche. Auch das konnte ich gut überstehen.

Die Weiterreise von Singapur gestaltete sich etwas kompliziert. Die von uns reservierten Plätze für den Weiterflug von Brisbane nach Auckland waren plötzlich nicht mehr verfügbar, und wir sollten etwa zwanzig (!) Reihen voneinander entfernt sitzen. Der Mitarbeiter beim Check-in schaute uns etwas sparsam an, als wir ihm das Problem schilderten.

Unsere ursprünglichen Plätze konnte er uns leider nicht zurückgeben, aber immerhin gelang es ihm, uns Plätze zu besorgen, die nur noch zwei Reihen auseinander lagen. Wir würden das aber in Brisbane ändern können, meinte er. Restzweifel blieben, denn er sah so aus, als ob er selbst nicht wirklich daran glaubte. Aber gut, wir warteten es ab.

Dann folgte das nächste Verwirrspiel: Auf dem Boardingpass stand C13, auf der Tafel hinter ihm C26. „Nein, das ist falsch!" meinte der Knabe, C13 sei richtig.

Ich war froh, dass ich gesundheitlich voll auf der Höhe war, sonst hätte ich nun Schnappatmung bekommen. Planänderungen und Unsicherheit hatten mich früher schnell nervös gemacht, lösten Stress aus und führten leicht zu Atemnot, dieses Mal nicht.

Die Abflugzeit stimmte auch nicht, aber mittlerweile wunderte uns gar nichts mehr. An Gate C13 stand natürlich nicht der Flieger nach Brisbane, der war an Gate C26. Also durften wir einen weiteren Gang machen, aber ich bekam nach wie vor gut Luft. Und dann saßen wir endlich im Flieger und hatten ca. sieben Stunden Flug vor uns.

Aber durch Film, Musik und Essen vergingen auch diese sieben Stunden einigermaßen schnell, und ich hatte weiterhin kein Problem mit der Luft. Langsam bekam ich das Gefühl, die Reise genießen und mich entspannen zu können.

Nach einem nächtlichen Zwischenstopp in Brisbane (Australien) sollte der Weiterflug nach Auckland in Neuseeland am nächsten Morgen erfolgen. Auch der Aufenthalt in Brisbane war ein Erlebnis. Um 1 Uhr in der Nacht erreichten wir die australische Stadt.

So wie es aussah, waren wir die einzigen, die direkt nach Auckland weiterfliegen wollten. An unserem Abfluggate wurde zwar noch der Rückflug nach Singapur abgewickelt, doch die nette Dame am Counter nahm sich unseres Sitzplatzproblems an. Wir bekamen zwar nicht unsere alten Plätze, aber nach einem langen Telefonat und anscheinend viel Trickserei konnte sie uns nun tatsächlich zwei Plätze nebeneinander geben. Cool. Ich war beruhigt, denn obwohl bis zu dem Zeitpunkt gesundheitlich alles gut gegangen war, fand ich es doch beruhigend, meine Frau an meiner Seite zu haben. Überhaupt entspannt es mich, während längerer Reisen nicht allein unterwegs zu sein. Die Angst davor, in Stress zu geraten, schlecht Luft zu bekommen und dann noch irgendein Problem auf der Reise lösen zu müssen, fällt dadurch weg. Darum ist meine Empfehlung, insbesondere in ungewohntem Terrain oder bei längeren Touren, wenn möglich, eine Person des Vertrauens in der Nähe zu haben, die über die eigene gesundheitliche Situation Bescheid weiß und notfalls die Initiative ergreifen kann, wenn Hilfe benötigt wird. Allein das Wissen darum entspannt und wirkt damit Unruhe und Atemnot entgegen. Nun saßen wir in Brisbane, und warteten auf unseren Weiterflug nach Auckland. Noch einmal drei Stunden Flug und drei weitere Stunden Zeitverschiebung, dann würden wir endlich am Ziel und bei dem Sohn sein.

Es kam mir immer noch wie ein Traum vor, beinahe unwirklich. Zwei Jahre zuvor hatte ich mich wegen meiner angeschlagenen Gesundheit kaum noch vor die Tür getraut, und plötzlich war ich um die halbe Welt geflogen und saß in Australien. Unglaublich! Damit hätte ich nie im Leben gerechnet. Nun könnte ich also auch in die USA fliegen oder nach Kanada. Jetzt war mit einem Mal wieder alles möglich. Aber nun war erst einmal Neuseeland dran.

In Brisbane hatten wir das komplette Terminal für uns. Es war schon etwas geisterhaft. Nur irgendein Monitor mit Werbung verursachte Geräusche, ansonsten war dort nichts, aber auch rein gar nichts los. Nach stundenlangem Warten ohne Schlaf (es war einfach zu hell und zu laut) kam wieder Bewegung in die Sache. Die Wartehalle füllte sich, immer mehr Menschen erreichten das Terminal. Die ersten Flüge wurden abgewickelt. Unser Flug verzögerte sich.

Immer wieder wurden Passagiere zum Service-Counter gerufen. Irgendwann wurden auch wir plötzlich auch aufgerufen. Meinen Namen verstand ich gerade noch, aber beim Namen meiner Frau brach sich die Dame beinahe die Zunge. Was würde nun passieren? Wir gingen zum Schalter, um zu erfahren, dass sie uns in die Business Class umgebucht hatten. Das, was sie uns in Singapur für den „Schnäppchenpreis" von 350 US-Dollar pro Person angeboten hatten, bekamen wir nun zumindest für den kurzen 3-Stunden-Flug umsonst.

Im oberen Bereich des A380 wurden wir bedient wie die Könige. Wir hatten bequeme Plätze und bekamen ein Super-Frühstück. Der Flug hätte ruhig noch länger dauern können. So macht Fliegen Spaß! Die drei Stunden kamen mir vor wie 30 Minuten. Und dann landeten wir endlich in Auckland.

Es war voll. Wir gingen durch die Passkontrolle, wo wir noch einmal alles Mögliche gefragt wurden, und dann waren wir endlich richtig in Neuseeland. Unglaublich! Es herrschte ein ziemliches Gedränge an der Gepäckausgabe, aber auch das klappte gut. Dann ging es Richtung Ausgang, also zum Sohn. Meine Frau setzte sich ihren Tracking-Rucksack auf den Rücken und beschleunigte ihre Schritte zunehmend. Mein Koffer ließ sich nicht so schnell bewegen, sodass ich sie erst einmal ein wenig bremsen musste. Es erfolgte noch eine letzte Kontrolle, ob wir auch wirklich nichts Verbotenes mit eingeführt hatten, und dann waren wir endlich draußen. Im nächsten Moment lagen sich Mutter und Sohn in den Armen. Nach über 4 Monaten sahen wir ihn endlich wieder und das Abenteuer Neuseeland nahm seinen Anfang.

NEUSEELAND SEHEN UND LEBEN

Über die drei Wochen, die wir in Neuseeland auf der Nordinsel verbracht haben, könnte ich ein ganzes Buch schreiben, aber ich will es bei ein paar Streiflichtern belassen, die mir gerade im Zusammenhang mit meiner COPD-Erkrankung, aber auch meinen Ängsten, wichtig sind.

Das Land ist wirklich ein Traum, und ich bin froh, dass ich mich trotz COPD auf das Abenteuer eingelassen habe, bis ans andere Ende der Welt zu fliegen. Neuseeland ist einzigartig, von der Landschaft her, Flora und Fauna. Hier gibt es vieles, was es nirgendwo anders auf der Welt gibt. Leider haben wir keine Kiwis in freier Natur gesehen, denn diese Vögel sind sehr scheu und nachtaktiv. Wir konnten sie nur in Museen bewundern und uns in Geschäften an entsprechenden Stofftieren erfreuen.

Dafür habe ich zum ersten Mal im Leben Kauris gesehen. Der Kauri-Baum ist ein immergrüner Baum und kann bis zu 50 Meter hoch und der Stamm im Durchmesser bis zu vier Meter dick werden.

Touristisch gesehen war auch der Besuch in Hobbiton, einem der Drehorte der "Herr-der-Ringe-Filme", etwas Einzigartiges, und ich hatte sofort Lust, mir die Filme noch einmal anzuschauen.

Das sind nur drei Beispiele. Was mich sonst beeindruckt hat, waren die vielen Vulkane und die hohen Berge, wie zum Beispiel der Ruapehu im Tongariro-Nationalpark. Die Berge habe ich natürlich nicht erklommen, aber sie sahen schon beeindruckend aus. Auf manche konnte man mit dem Auto hochfahren. Das hat mir mit meiner Höhenangst schon gereicht, gerade

Serpentinen, bei denen ich das Gefühl hatte, fast immer auf der Abhangseite zu sitzen, machen mir Angst. Das Tongariro-Massiv besteht aus einer Ansammlung von Vulkankegeln und sah für mich von unten schon eindrucksvoll genug aus.

Ich hätte auch mit einem Skilift auf einen Berg fahren können. Aber Skilifte und ich sind keine Freunde, werden es wohl auch nie werden. So freischwebend über einen Berg zu gleiten, ist nichts für mich.

Was uns auch viel begegnet ist in Neuseeland sind Wasserfälle, Höhlen und Aussichtspunkte. Alle drei bedeuteten für mich weitere Herausforderungen. Gerade bei Wasserfällen und Aussichtspunkten schaut man aus einer gewissen Höhe in den Abgrund oder von unten hoch. Ich präferiere bei Höhen eine gewisse Distanz von mindestens einem, am liebsten mehreren Metern, um mich noch wohlzufühlen. Ich weiß, dass das oft unnötig ist, wenn eine ausreichende Befestigung verhindert, dass man abstürzen kann, trotzdem erzeugt eine zu große Nähe bei mir Unwohlsein.

In Höhlen habe ich zwar keine Höhenangst, trotzdem fühle ich mich in ihnen nicht wohl, denn es kommt schnell die Befürchtung hoch, nicht mehr genügend Luft zu bekommen. Und dennoch konnte ich all das in Neuseeland genießen und hatte keinerlei Probleme mit der Atmung, wobei sicher auch die Psyche eine große Rolle spielt, da ich aufgrund der Reise vermutlich ziemlich euphorisch war. Als Kranker muss man natürlich Kompromisse finden. Auf den hohen Berg habe ich die anderen allein steigen lassen und mir für den Tag ein Alternativprogramm im Tal überlegt, aber andere interessante Aussichtspunkte, die man mit dem Auto erreichen konnte, habe ich – mit großem Abstand zum

Abgrund – besucht. Ich bin nicht bis zum letzten Ende der Höhle gestiefelt, habe aber im Eingangsbereich den Blick auf die Stalagmiten und Stalaktiten genossen

Durch die vielen Wege, die wir zu Fuß zurückgelegt hatten, war ich gut trainiert. Ganz ehrlich, das hätte ich mir Monate vorher nicht im Traum vorstellen können.

Fazit: Die Reise war für mich ein echtes Geschenk und natürlich ein wirkliches Abenteuer.

WIE GING ES WEITER?

Nach der Erfahrung mit dem Urlaub in Neuseeland war ich gespannt, wie ich das alles verkraften würde, auch den Rückflug, denn wir hatten die längste Flugdauer noch vor uns, von Auckland nach Dubai waren wir immerhin mehr als 18 Stunden am Stück unterwegs. Ich überstand auch das nahezu problemlos, bis auf ein wenig Rückenschmerzen. Beeindruckt war ich von den riesigen Hochhäusern in Dubai. Das höchste Gebäude der Welt, die Burj Khalifa mit ihren fast 830 Metern Höhe, habe ich natürlich lieber nur von unten bewundert. In Dubai war alles einfach nur gigantisch, aber auf eine Weise, die uns bewogen hat zu sagen: Dubai müssen wir nicht noch einmal sehen.

Zuhause angekommen benötigten wir mehrere Tage, um den Jetlag zu überwinden. In den ersten Nächten waren wir pünktlich zwischen ein und zwei Uhr nachts wach und tranken erst einmal einen Tee, um wieder einschlafen zu können. Den Temperatursturz vom neuseeländischen Sommer in die deutsche Kälte habe ich zum Glück überwunden, ohne krank zu werden. Das ging von 20 bis 25 Grad in Neuseeland runter auf zeitweise minus fünf bis minus zehn Grad in Deutschland. Dass der Urlaub mich nicht überfordert hat, ist sicherlich auch der guten Planung mit ausreichend Ruhepausen zu verdanken und der Tatsache, dass ich mich nicht selbst unter Druck gesetzt habe, alles mitzumachen, sondern mir ab und zu „Alternativprogramme" überlegt habe. Auch ist es nach einem derartigen Urlaub mit großen Temperaturunterschieden, Jetlag etc. wichtig, dem Körper

Zeit zu gönnen, damit er sich wieder an den Alltag gewöhnen kann.

Das Ganze ist jetzt fünf Jahre her, und mir geht es immer noch gut. Meine Lungenwerte sind stabil, ich bewege mich um einen FEV1 von etwa 40 % und kann damit gut leben. Durch mehr oder weniger regelmäßiges Training, viele Spaziergänge an der frischen Luft und hin und wieder das Besteigen meiner fünf Stockwerke halte ich mich recht fit. Gesunde Ernährung gehört natürlich ebenfalls dazu.

Viele COPD-Patienten nehmen durch die Krankheit ab oder haben zumindest Probleme, ihr Gewicht zu halten. Wie ich gelesen habe, leiden bis zu 60 % der COPD-Patienten an einer Mangel- oder Fehlernährung. Das haben mir auch zahlreiche Leidensgenossinnen und - genossen bestätigt. Dies liegt vor allem daran, dass COPD-Patienten für die Atmung mehr Energie aufwenden müssen als gesunde Menschen, aber auch daran, dass man während des Essens selbst schlechter Luft bekommt und dadurch wohl weniger isst. Es ergibt sich also ein höherer Nahrungsbedarf bei gleichzeitig erschwerter Nahrungsaufnahme. Bei manchen kommen noch Appetitmangel oder verringerte Lust am Kochen hinzu.

Glücklicherweise war und ist das bei mir nicht der Fall. Im Gegenteil! Ich habe inzwischen einige Kilo zugelegt und bin nun an einem Punkt, wo ich nicht schwerer werden möchte und sollte.

Alles in allem geht es mir gut, und als Autor, der ich normalerweise Krimis und Thriller schreibe, habe ich, wie bereits erwähnt, vor einiger Zeit ein erstes Buch über meine Erfahrungen mit COPD geschrieben. Auch viele Informationen über die Krankheit, die ich über die Jahre zusammengetragen habe, finden sich in dem Buch "COPD

– Mein positives Leben mit der unheilbaren Krankheit". Es soll vor allem Betroffenen Mut machen, so gut es geht mit der Krankheit umzugehen. Dabei ist mir bewusst, dass COPD eine wirklich schlimme Krankheit ist und ich selbst Glück habe, dass es mir selbst nach mehr als 30 Jahren mit dieser Krankheit doch relativ gut geht. Dass das keine Selbstverständlichkeit ist, sehe ich bei vielen anderen. Leider ist COPD wie gesagt nicht heilbar, denn im Gegensatz zur Leber regeneriert sich die Lunge leider nicht. Was kaputt ist, ist kaputt.

Mittlerweile kämpft die Welt seit inzwischen mehr als zwei Jahren gegen die Corona-Pandemie, die gerade für Hochrisikopatientinnen und -patienten eine tödliche Gefahr darstellt. Mit der Zeit dürfte ein Großteil der Menschen begriffen haben, dass COVID-19 keine leichte Grippe ist. Trotz aller Gefahren ist es mir durch viele Vorsichtsmaßnahmen bisher gelungen, dem Virus aus dem Weg zu gehen. Auch wenn es die Atmung erschwert, sollte man sich nicht um eine Maskenbefreiung bemühen, sondern lieber die Zeit, in der man eine Maske tragen muss, dosieren und viel Zeit ohne Maske an der frischen Luft verbringen. Außerdem gibt es zum Glück inzwischen Impfstoffe gegen COVID-19, die eine Infektion oder zumindest eine ernstere Erkrankung, ich sage es mal vorsichtig, unwahrscheinlicher machen.

COPD ist, wie ich anfangs schon geschrieben habe, für viele schwer greifbar. In meinem ersten Buch über COPD beschreibe ich ausführlich, was bei COPD in der Lunge passiert. Atemnot, Husten und Auswurf wird von manchen immer noch als sogenannter "Raucherhusten" abgetan. In der Tat ist Rauchen die Hauptursache von COPD.

Aber was kann man tun, um an der Krankheit nicht zu verzweifeln, und was sollte man über COPD wissen? Um diese Fragen soll es im weiteren Verlauf dieses Buchs gehen.

COPD ODER ASTHMA - DIE RICHTIGE DIAGNOSE

Eine wichtige Frage, die immer wieder gestellt wird, ist, was eigentlich der Unterschied zwischen **COPD** und **Asthma** ist. **COPD** als chronisch obstruktive Lungenerkrankung ist etwas anderes als **Asthma**, welches eine andere häufige Atemwegserkrankung ist. Zwar können beide zu ähnlichen Beschwerden führen und auch mit Atemnot einhergehen, aber die Unterscheidung zwischen **Asthma** und **COPD** ist wichtig, weil die beiden Erkrankungen unterschiedlich therapiert werden müssen.

Dies sind die wichtigsten Unterschiede: **Asthma bronchiale** ist eine zeitlich begrenzte, chronisch entzündliche Erkrankung der Atemwege. Sie ist gekennzeichnet durch eine Überempfindlichkeit der **Bronchien.** Die temporäre Verengung der Atemwege ist reversibel, kann also mit Medikamenten rückgängig gemacht werden. Durch diese Verengung können die Patienten die eingeatmete Luft nicht in ausreichendem Maße ausatmen. Jemand, der unter **Asthma** leidet, hat Phasen, in denen er oder sie vollkommen beschwerdefrei ist, aber auch solche mit plötzlich auftretenden Atemwegsbeschwerden. Die Atemnot tritt also anfallsartig auf, wobei häufig **Allergene** als Auslöser eine Rolle spielen. Asthma-Patienten haben außerdem eher trockenen Husten, in der Regel ohne Auswurf. Die Krankheit beginnt häufig schon in der Kindheit oder Jugend.

Eine chronisch obstruktive Lungenerkrankung, also eine **COPD** (chronic obstructive pulmonary disease) entsteht schleichend. Anfangs leiden die Patienten häufig unter **Bronchitis**-Erkrankungen, die dann irgendwann chronisch werden können. Im Gegensatz zum Asthma, kann dadurch das Lungengewebe irreversibel geschädigt werden. Den Erkrankten steht daher dauerhaft weniger Atemluft zur Verfügung, und sie kommen außer Atem, wenn sie anstrengende Tätigkeiten wie Treppensteigen oder Bergwandern ausführen. COPD-Erkrankte haben also bei Belastung oder im fortgeschrittenen Stadium bereits im normalen Alltag Atemnot. Diese Luftnot bei Belastung ist aber nicht mit dem sogenannten **Belastungsasthma** zu verwechseln. Hier wird, anders als bei COPD-Patienten oder -Patientinnen, die Luft lediglich bei Belastung knapp, bzw. tritt die Verengung der Bronchien nur phasenweise auf und geht dann wieder zurück.

COPD-Erkrankte haben meist zusätzlich zum Husten auch Auswurf, vor allem morgens. Die Verengung der Atemwege kann nicht vollständig behoben werden, und die Hauptursache für die Erkrankung ist das Rauchen. **COPD** tritt meist erst bei über 40-Jährigen auf, aber Ausnahmen, wie bei mir selbst, sind natürlich möglich.

Da sich die **COPD** in der Regel im Laufe der Zeit verschlechtert, werden die Probleme immer größer und die Lebensqualität sinkt. Entscheidend ist daher, dass der Arzt frühzeitig erkennt, ob es sich um **Asthma** oder um **COPD** handelt, damit die Erkrankung entsprechend richtig behandelt werden kann, denn die Therapien unterscheiden sich stark.

Es gibt aber auch Mischformen, bei denen **Asthma** oder **COPD** ganz unterschiedlich stark ausgeprägt sind. Hat ein Patient oder eine Patientin außer einer **COPD** auch Asthma, besteht eine größere Varianz bei der Lungenfunktion. Die Werte können von Untersuchung zu

Untersuchung zum Teil erheblich schwanken. Vielleicht gibt es Hinweise auf Allergieauslöser, die bei ihm oder ihr Verschlechterungen hervorrufen, oder eventuell bestimmte Asthmaformen, wie etwa **eosinophiles Asthma**, bei dem entzündliche Botenstoffe (**Interleukine**) produziert werden, die die Lunge befallen und das Lungenwebe zerstören können. Das **eosinophile Asthma** ist eine Form des besonders schweren Asthmas. Hierbei haben die Patienten trotz umfangreicher Therapie starke und häufig auftretende Symptome verbunden mit einer ständigen Verschlechterung ihres Zustands.

Steht bei einer Mischform das **Asthma** im Vordergrund, hilft besonders ein inhalatives **Cortison**. Bei **Asthma** werden schnell wirksame, **Bronchien** erweiternde Medikamente in Kombination mit einem entzündungshemmenden Wirkstoff eingesetzt, dies allerdings nur bei Bedarf. Bei der **COPD** findet dahingegen wie bereits beschrieben eine Langzeittherapie Anwendung in der Regel mit langwirksamen inhalativen Medikamenten zur Erweiterung der **Bronchien**, die die Atemnot lindern und für eine bessere körperliche Belastbarkeit sorgen. Bei akuten Symptomen werden bei beiden Lungenerkrankungen schnell wirksame **Bronchien** erweiternde Medikamente eingesetzt, die sogenannten **Bedarfssprays**.

KANN COPD VERERBT WERDEN?

Eine Frage, die sich viele Menschen stellen, wenn bei ihnen **COPD** diagnostiziert wurde, ist sicher: Wieso habe ich diese Krankheit? Gerade dann, wenn man nicht geraucht hat, fragt man sich: Wenn Rauchen die Hauptursache für **COPD** ist, wie kommt es dann, dass ich daran erkrankt bin, aber viele Raucher nicht?

Ursächlich können darüber hinaus auch andere Umwelteinflüsse sein oder auch das Passivrauchen, aber es gibt in der Tat noch eine weitere Möglichkeit, und zwar die schon in der Überschrift erwähnte Vererbung. In seltenen Fällen führt ein angeborener Gendefekt zur **COPD** bzw. zur Bildung eines Lungenemphysems. Man spricht hier von dem sogenannte **Alpha-1-Antitrypsin-Mangel** (**AATM** oder auch **ALPHA-1** genannt). **Alpha-1-Antitrypsin** (**AAT**) ist ein Eiweißstoff (Protein).

Dieser Mangel führt in den Leberzellen zu einer ungenügenden oder auch zu einer fehlerhaften Bildung des Enzyms **Alpha-1-Antitrypsin**. Hierdurch kann es im gesamten Körper, aber besonders in der Lunge, zu einem Verlust von elastischem Gewebe, kommen.

Zwar gibt es verhältnismäßig wenige Betroffene mit diesem Mangel (man schätzt etwa 8.000 bis 10.000), womit **AATM** zu den eher seltenen Krankheiten in Deutschland gehört, aber dies ist eine weitere mögliche Ursache für die Entstehung von COPD. Allerdings tritt diese Erbkrankheit nur dann auf, wenn beide Elternteile Träger dieses Gens sind. Logischerweise steigt die Wahrscheinlichkeit, dieses Merkmal zu vererben, wenn man selbst davon betroffen ist.

Durch einen Bluttest kann dieser Mangel schnell festgestellt werden, was angeraten ist, sofern in einer Familie vermehrt COPD diagnostiziert wurde. Man kann also auch ohne selbst zu rauchen oder ohne dass man intensiveren Kontakt mit Schadstoffen hat, zu einer COPD kommen. Hier wäre es unter Umständen angeraten, dies untersuchen zu lassen, weil man dann bei Kindern eventuell vorbeugende Maßnahmen einleiten könnte.

In diesem speziellen Fall ist es möglich, durch eine wöchentliche Infusion dieses fehlenden Eiweißes die Lebensqualität deutlich zu verbessern.

ANGST KANN ZU LUFTNOT FÜHREN

Es ist leider eine Tatsache und wirklich ein Teufelskreis, dass Angstsituationen zu Atemnot führen können, und die Angst vor der Atemnot damit gerade diese bewirken bzw. weiter verstärken kann.

Bei vielen Patientinnen und Patienten führt diese Angst dazu, dass sie alles tun oder eben gerade vieles nicht tun, um Atemnot zu vermeiden. Ich habe von vielen Erkrankten, aber vor allem von deren Angehörigen gehört: »Er / Sie bewegt sich gar nicht mehr. Vom Sofa oder Sessel zur Toilette und zurück ist das Einzige, was noch an Bewegung vorhanden ist.« Es ist also oft diese Angst vor Atemnot, die erst recht dazu führt, Atemnot zu bekommen. Hinzu kommt dann die Angst vor körperlichen Aktivitäten, da diese zu Luftnot führen können, was zu einer noch weiter eingeschränkten Beweglichkeit führt.

Weiterhin haben viele Patientinnen und Patienten Angst vor der Verschlechterung des Gesundheits-zustands, also dem Fortschreiten der Krankheit. Gerade bei Infekten kommt die Angst auf, dass der vorherige Zustand, der auch schon nicht besonders gut war, nicht wieder erreicht werden kann. Dies kann dann mental zusätzlich runterziehen.

Weit verbreitet ist auch die Angst zu ersticken. Gerade wenn man schon einmal Erstickungsanfälle mit Todesangst erlebt hat, verstärkt das die Angst. Ich habe dies in der Vergangenheit mehrfach erlebt und weiß, wovon ich spreche. Allerdings versterben COPD-

Patienten in den allerseltensten Fällen durch Ersticken. Viele sterben irgendwann an einem Herzinfarkt.

Dies liegt daran, dass die Belastung des Körpers durch die COPD bei vielen im Laufe der Zeit zu einer Schädigung des Herz-Kreislauf-Systems führt, weil das Herz mehr arbeiten muss. Außerdem belasten einige Medikamente das Herz. Es gibt zum Glück mittlerweile Medikamente, die das Herz weniger belasten. Regelmäßiges Training und gesunde Ernährung stärken das Herz zusätzlich. Erfahrungsgemäß treten Herzinfarkte sehr oft im Zusammenhang mit einer Exazerbation auf. Dabei verdoppelt sich das Herzinfarktrisiko in den ersten fünf Tagen, sinkt danach langsam ab, bleibt aber statistisch noch weitere sieben Wochen auf einem höheren Niveau als normalerweise.

Auch die seelische Belastung kann eine Ursache für Angst sein. Manche sorgen sich vor Ausgrenzung und gesellschaftlicher Isolation, weil sie nicht mehr so leistungsfähig sind und sich nicht mehr unbeschwert an Aktivitäten beteiligen können. Das Ergebnis ist Einsamkeit, die runterziehen und im Extremfall zu depressiven Verstimmungen führen kann. Hier ist es wichtig, aus der Einsamkeit auszubrechen, zum Beispiel indem man sich Gesprächspartner oder eine Selbsthilfegruppe sucht, unter Menschen geht oder ähnliches.

Außerdem fürchten viele, durch ihre Krankheit zu einer Belastung für Familienangehörige oder Freunde zu werden, da viele Tätigkeiten nicht mehr so leicht von der Hand gehen und Unterstützung benötigt wird. Hier muss man versuchen, kreativ zu werden. Zum Beispiel kann man, wenn die geliebte Fahrradtour mit dem Freundeskreis nicht mehr möglich ist, vielleicht zum

Picknick mit dem Auto oder Taxi dazukommen und sich abends wieder mit der Gruppe treffen. Wenn die Bergbesteigung nicht mehr geht, dann fährt man eben mit der Gondel hoch (zumindest, wenn man keine Höhenangst hat). Oder man lässt bei einem Spaziergang die anderen noch eine Extrarunde drehen, während man selbst auf einer Bank ausruht und auf die anderen wartet. Um gemeinsam mit Familie und Freunden passende Lösungen zu finden, ist ein offener Umgang mit der Erkrankung und den eigenen Einschränkungen sehr wichtig.

Als letztes sei bei COPD-Patientinnen und -Patienten die Angst vor der Sauerstofftherapie zu nennen. Sie fühlen sich dann noch stärker eingeschränkt, da sie an dieses Hilfsmittel gebunden sind und zum Beispiel das Haus nur noch mit einem Gerät verlassen können, was mitleidige Blicke auf sie ziehen kann. Patientinnen und Patienten fühlen sich dann einfach hilflos.

Schon bei der Diagnose, aber auch im Verlauf der Krankheit kommen unterschiedlichste Ängste auf bis hin zur Angst vor dem Tod. Zusätzlich zur Luftnot kann Angst die Lebensqualität stark einschränken und zu körperlichen und psychischen Symptomen wie Gereiztheit, Schlafstörungen und ähnlichem führen.

Jede einzelne dieser Ängste kann Panikreaktionen bzw. Panikattacken auslösen, die dann wieder Luftnot mit sich bringen. Die Frage ist: Wie kann ich damit umgehen? Ich schreibe das hier als selbst Betroffener. In Zeiten, in denen es einem schlecht geht, wenn man sogar meint, keinen Sauerstoff mehr aufnehmen zu können, weil die Bronchien verengt oder verschleimt sind, dann steigern sich die Ängste ungemein. Welche Strategie gegen diese Ängste hilft, ist allerdings für jeden Menschen unterschiedlich. Falls es einem nicht allein gelingt, diese Angst einzudämmen und in den Griff zu bekommen, muss man eventuell Hilfe bei erfahrenen Psychotherapeuten oder Psychologen beziehungsweise Psychotherapeutinnen oder Psychologinnen suchen. Das sollte man dann nicht als ein Versagen verstehen, sondern als genau den richtigen Schritt, den man in der Situation gehen muss.

Einige Tipps möchte ich aber schon hier geben. Der erste klingt zwar banal, ist aber nicht so einfach umzusetzen. Der Ratschlag heißt, die Angst, aber vor allem auch den Veränderungsprozess, den man nach der Diagnose durchläuft, zuzulassen und sich ausreichend Zeit zu nehmen, die neue Situation zu bewältigen. Wichtig ist, sich die Ängste einzugestehen, denn wenn man sie verdrängt, kann es dazu führen, dass sie langfristig immer stärker werden. Ich spreche auch hier aus persönlicher Erfahrung, denn bei manchen meiner Ängste habe ich mich lange Zeit schwergetan, diese vor mir selbst, aber vor allem vor anderen einzugestehen. An dieser Stelle sei auch erwähnt, dass ich beim Thema Angst selbst immer noch Betroffener bin. Manche Ängste lassen sich nicht so einfach in den Griff bekommen. Aber zumindest die Angst vor Atemnot habe ich inzwischen besiegt.

Wichtig ist es außerdem, seine Ängste auszusprechen und den Austausch mit anderen Betroffenen zu suchen. Das kann einem selbst einen neuen Blickwinkel auf die eigenen Ängste vermitteln. Es gibt Gruppen, beispielsweise auch in Facebook, in denen man sich mit anderen Betroffenen austauschen und Tipps und Hilfe erhalten kann. Eine solche Gruppe habe ich selbst gegründet, und in ihr findet ein reger Austausch statt.

Ein Ratschlag, der für alles Mögliche gut ist, kann auch bei der Angstbewältigung helfen: Regelmäßige Bewegung an der frischen Luft und Entspannungstechniken können dabei helfen, Körper und Geist zu stärken und die Angst abzuschwächen. Ich wiederhole es gern Mantra mäßig, liebe COPD-Patientin, lieber COPD-Patient: Bewegen, bewegen, bewegen. Das ist so wichtig.

Weitere Ratschläge sind, sich erreichbare Ziele zu setzen, und beispielsweise bei Unternehmungen zeitlichen Puffer einzuplanen, um nicht in Stress zu geraten. Ich mache mich lieber rechtzeitig auf den Weg, um nicht in Zeitdruck zu kommen, wenn ich zum Beispiel den Bus oder die Bahn erreichen muss. Auch sollte man sich nicht schämen, Hilfe in Anspruch zu nehmen, was vielen trotz allem schwerfällt.

Und abschließend noch einmal der spezielle Tipp bei akuter Atemnot: Versuche, ruhig zu bleiben, eine atemerleichternde Stellung einzunehmen und die Lippenbremse zu praktizieren. Sag dir selbst: Bisher ist es dir immer gelungen, die Luftnot zu bewältigen, und auch dieses Mal wird es funktionieren.

Ich möchte auch hier noch kurz erklären, was die Lippenbremse ist und wie sie funktioniert. Dies ist eine spezielle Atemtechnik, die gerade sehr hilfreich für Menschen ist, die zum Beispiel an Asthma oder COPD leiden. Hierbei atmet man gegen die locker aufeinanderliegenden Lippen langsam aus. Also bitte die Lippen nicht zusammenpressen, denn die Luft sollte, wenn auch erschwert bzw. gebremst, entweichen können. Hierdurch entsteht ein Widerstand bei der Ausatmung. Dieser sorgt für einen Luftrückstau, wodurch der Luftdruck in den Bronchien erhöht und so ein Kollaps der Atemwege verhindert wird.

DAS TÄGLICHE AUF UND AB

Auch gesunde Menschen wissen: Nicht an jedem Tag geht es einem gleich gut. Das ist bei COPD-Patienten genauso, nur viel extremer.

Das Wohlbefinden bzw. das Sich-nicht-wohlfühlen ist bei Menschen, die unter COPD leiden, deutlich ausgeprägter als bei den meisten Gesunden und hängt von vielen Faktoren ab. Hier spielen äußere Einflüsse eine Rolle, wie zum Beispiel das Wetter. Ist es unerträglich heiß oder klirrend kalt, ist die Luft feucht oder trocken? Ich habe bei mir zum Beispiel festgestellt, dass ich vor allem bei feuchter Kälte Probleme mit der Atmung habe. Andere können es nicht vertragen, wenn es zu heiß und zu trocken ist. Das wiederum macht mir nichts aus.

Seeluft tut den meisten gut, dünne Luft in Bergen dahingegen eher nicht. Mit der Zeit weiß vermutlich jeder selbst, welches Wetter bzw. welches Klima ihm guttut und welches nicht.

Auch der Schlaf ein wichtiger Faktor. Menschen mit Durchschlaf- oder Einschlafproblemen fühlen sich tagsüber oft gerädert und hängen den ganzen Tag über durch.

Eine besonders wichtige Rolle spielt die Psyche. Mir ist bewusst, dass man nur bedingt darauf Einfluss hat. Aber aus meiner Sicht ist es wichtig, zu versuchen, sich mit positiven Gedanken zu motivieren. Worüber kann ich mich freuen? Wofür bin ich dankbar? Womit kann ich mich beschäftigen, um nicht in einer negativen Gedankenschleife festzuhängen? Ich bin sicher, man kann sich viel intensiver positiv beeinflussen, als einem bewusst ist. Interessant fand ich zum Beispiel den Ratschlag, mit einem Lächeln auf den Lippen einzuschlafen. Anscheinend kann man seine Psyche mit solch kleinen Aktionen „austricksen".

Also mein Ratschlag zum Thema Auf und Ab: Wenn du einen schlechten Tag hast, denke fest daran, dass es auch wieder einen „Auf-Tag" geben wird. Deine Krankheit muss dich nicht fertigmachen. Es gibt immer Hoffnung, und wer weiß, vielleicht schreitet die medizinische Forschung so gut voran, dass es immer bessere Möglichkeiten gibt, die Krankheit zu stoppen, oder vielleicht irgendwann sogar zu heilen.

REHA UND LUNGENSPORT

Bis vor wenigen Jahren gab es in Hamburg die sogenannte Atemreha, eine Einrichtung, in der man eine Rehabilitation, aber auch regelmäßigen Lungensport durchführen konnte. Ich nahm dort drei Mal an einer vierwöchigen ambulanten Rehabilitation teil und habe jahrelang einmal in der Woche Lungensport betrieben.

Auch während der Reha war neben vielen nützlichen Informationen über Lungenerkrankungen der Lungensport ein wichtiger Bestandteil des täglichen Programms. Es kostete mich anfangs ziemliche Überwindung, gerade beim Lungensport an meine Grenzen zu gehen. Das ging auch anderen Teilnehmern so. Sport schien anfangs für mich gar nicht zur Krankheit COPD zu passen. Was für ein Irrtum!

Der erste Kontakt mit dem Laufband war eine größere Hürde als gedacht. Sich fünfzehn Minuten lang mit gleichbleibendem Tempo zu bewegen, war zu Beginn eine große Herausforderung, obwohl es anfangs wirklich nur ein Schneckentempo war, das ich "angeschlagen" habe. Der Begriff "Laufband" war echt geprahlt. Es war eher ein "Gehband" oder "Schleichband".

Nur um die Verbesserung zu dokumentieren, die ich im Laufe der Jahre erlebt habe, gebe ich hier ein Beispiel weiter. Als es mir wirklich absolut schlecht ging, bin ich mit dem "Wahnsinnstempo" von 2,5 Stundenkilometern gestartet und war nach 15 Minuten völlig fertig. Zuletzt, Jahre später und gut trainiert, konnte ich das Tempo auf 4,5 bis 5 Stundenkilometer steigern. Man sieht also: Lungensport und Bewegung im Allgemeinen bringen eine ganze Menge.

Was zu meiner Überraschung auch zum Lungensportprogramm dazugehört ist Krafttraining. Es ist deshalb wichtig, weil sich die Muskeln zurückbilden, wenn man sie nicht regelmäßig fordert. Außerdem besteht gerade bei Patientinnen und Patienten, die Cortison nehmen, eine höhere Gefahr von Osteoporose. Was ist Osteoporose? Hierbei handelt es sich um eine Schwächung der Knochen. Im Wesentlichen liegt diese an einem niedrigen Mineralsalzgehalt und einer damit verbunden geringen Knochendichte. Dadurch kann es mit der Zeit selbst bei geringfügigen Verletzungen oder auch nur bei ganz alltäglichen Belastungen zu Knochenbrüchen kommen. Auch deshalb ist Muskelaufbau wichtig, um die Knochen zu stabilisieren.

Daher kann ich nur immer wieder appellieren: Liebe COPD-Patientin, lieber COPD-Patient und liebe Leidensgenossin oder Leidensgenosse, lass dich nicht hängen! Bewege dich so viel wie möglich! Nimm die Herausforderung an. Nimm an Reha-Maßnahmen teil! Suche dir, wenn möglich, eine Lungensportgruppe, denn in der Gemeinschaft überwindet man den „inneren Schweinehund" leichter. Im Internet kannst du Lungensportgruppen in deiner Nähe finden: https://www.lungensport.org/. Darüber hinaus gibt es auch beispielsweise bei YouTube Videos, mit denen du solche Übungen zuhause durchführen kannst. Trau dich!

RAUCHEN

Auch dieses Thema darf in einem Buch über COPD nicht fehlen, denn das Rauchen ist der Hauptverursacher der Krankheit.

Ich habe es vor einiger Zeit in der von mir gegründeten Facebookgruppe angesprochen, wohlwissend, dass es ein heikles Thema ist. Einige unter den Teilnehmenden und den COPD-Patientinnen und -Patienten insgesamt haben große Probleme, mit dem Rauchen aufzuhören. Jeder Betroffene weiß, dass es schädlich ist, und bekommt im Zusammenhang mit der Diagnose COPD den Rat, sofort mit dem Rauchen aufzuhören, aber allein das Wissen hilft manchen nicht und verursacht allenfalls ein schlechtes Gewissen, wenn das Aufhören nicht gelingt. Ich habe als Jugendlicher geraucht, allerdings nur fünf Jahre lang, habe also früh und lange vor der Diagnose aufgehört. Allerdings bin ich in einem Raucherhaushalt aufgewachsen, sodass meine Lunge wahrscheinlich über einen längeren Zeitraum hinweg geschädigt wurde. Erstaunlicherweise ist es mir damals gelungen, von einem Tag auf den anderen aufzuhören, weil ich es wollte und – was sicherlich eine große Hilfe war - einen Freundeskreis von Nichtrauchern hatte.

Ich gehe davon aus, dass die meisten Raucher unter den Patientinnen und Patienten gern aufhören würden. Manche schaffen es, indem sie ihren Konsum schrittweise einschränken, andere, indem sie sofort Stopp sagen und dann konsequent dabeibleiben. Wichtig: Du kannst nicht aus schlechtem Gewissen aufhören, sondern nur aus Überzeugung. Es gibt genügend Mit-Patientinnen und Mit-Patienten, die bezeugen können, wie viel besser es ihnen geht, seitdem sie aufgehört haben zu rauchen. Stell dir also vor, wie es wäre, wenn du plötzlich wieder besser durchatmen könntest. Das ist deine Belohnung für's Durchhalten. Nimm dir einen deiner Glimmstengel, umwickle ihn komplett mit Tesafilm, sodass er nicht mehr "nutzbar" ist, lege ihn an eine gut sichtbare Stelle und nimm dir vor, in absehbarer Zeit keine Zigarette mehr anzustecken. Immer wenn du doch zu einer greifen willst, schau auf den umwickelten "Kandidaten", der dich daran erinnert, dass du ja aufgehört hast. Und dann feiere Erfolge, gib sie gern in einer Gruppe deines Vertrauens preis, wie z.B. heute habe ich fünf weniger geraucht als gestern. Heute habe ich gar nicht usw. Anfangs ist das Bedürfnis möglicherweise noch da, aber es spielt sich vor allem in deinem Kopf ab. Irgendwann wird aus absehbarer Zeit ein Dauerzustand, und du vermisst das Rauchen nicht mehr.

Probiere es aus! Vielleicht gelingt es ja. Und dann horche prüfend in dich hinein. Wie geht es dir von der Luft her? Möglicherweise reagiert dein Körper erst einmal „beleidigt" und muss den Entzug verarbeiten, aber auf längere Sicht zahlt es sich aus.

Machst du mit?

Aber, und jetzt kommt noch eine kleine Warnung: Wenn du es geschafft hast, fühl dich nicht zu sicher. Nicht, dass du Wochen, Monate oder Jahre später denkst, dass du das Rauchen überwunden hast und einfach mal wieder eine anstecken könntest. Lass es lieber sein! Ohne Zigarettenrauch geht es dir mit Sicherheit besser!

IMPFEN

Nun komme ich zu einem weiteren heiklen Thema, bei
dem es oft Streitgespräche gibt, gerade mit solchen
Personen, die sich als Impfgegner bezeichnen. Auf der
Internetseite des RKI gibt es eine ganze Reihe von
Argumenten, die von Impfgegnern genannt werden. Ich
zitiere einfach ein paar dieser Argumente:

- Die Wirksamkeit von Impfungen wurde nie
  belegt.
- Der Rückgang von Erkrankungen ist eine Folge
  verbesserter Hygiene und Ernährung und hat mit
  Impfen nichts zu tun.
- Die meisten Krankheiten, gegen die geimpft wird,
  treten bei uns gar nicht auf.
- Mit Impfungen will die Pharmaindustrie nur
  Geschäfte machen.
- Impfungen fördern Allergien.
- Die Nebenwirkungen und Risiken von
  Impfungen sind unkalkulierbar.

Quelle:
https://www.rki.de/DE/Content/Infekt/Impfen/Materialie
n/Poster/Poster_Impfeinwaende.pdf?__blob=publication
File

Gegen jedes dieser Argumente gibt es plausible
Gegenargumente. Natürlich ist es die freie Entscheidung
eines jeden Einzelnen, ob er sich impfen lässt oder nicht.
Gerade durch die Corona-Pandemie ist dieses Thema
hochaktuell geworden. Auch hier hört man viele der oben
genannten Argumente bis hin zu dem Satz, dass man sich

kein "Gift spritzen" lassen will. Ich möchte diese Aussagen nicht bewerten, aber für mich ist die Entscheidung klar. Ich habe mich impfen lassen, denn die Risiken der Impfung stehen nach heutigem Stand der Wissenschaft in keinem Verhältnis zu den Gefahren durch die Erkrankungen, sei es Covid-19, Pneumokokken oder Influenza.

Entsprechend der Leitlinie der Deutschen Gesellschaft für Pneumologie (Lungenheilkunde) wird geraten, sich als COPD-Patient unbedingt gegen Pneumokokken impfen zu lassen. So verhindert man lebensgefährliche Lungenentzündungen. Auch die jährliche Impfung gegen Grippe (Influenza) wird für COPD-Patienten empfohlen. Die Krankenkassen übernehmen die Kosten.

Wie sieht es bei dir aus? Ich bin gegen Pneumokokken geimpft und lasse mich jedes Jahr im Herbst gegen Influenza impfen. Alle paar Jahre lasse ich mich zusätzlich gegen FSME impfen, denn die Zecken scheinen mich sehr lieb zu haben. Als Risikopatient sollte man meiner Meinung nach alles tun, um sich vor Infektionen und Krankheiten so gut es geht zu schützen.

Deshalb habe ich mich auch für die Impfung gegen Covid-19 entschieden. Es ist natürlich deine persönliche Entscheidung, ob du dich impfen lässt oder nicht, aber ich empfehle es eindeutig. Inzwischen ist bekannt, dass man sich zwar trotz Impfung mit Covid-19 infizieren kann, dass dann aber ernsthafte Erkrankungen bis hin zum Krankenhausaufenthalt eher selten sind. Außerdem schützt du damit nicht nur dich, sondern auch andere.

ATEMERLEICHTERNDEN STELLUNGEN

Man weiß es theoretisch, aber praktisch machen es viele falsch. Es geht um die richtige Körperhaltung. Ich werde in den Sporteinheiten via YouTube, die ich mehr oder weniger täglich absolviere, immer wieder darauf hingewiesen, wie die Körperhaltung sein soll: stolz und aufrecht. Man soll sich also nicht hängenlassen. Das ist wichtig und erleichtert auch das Atmen.

Falls es jedoch aus welchem Grund auch immer zu Atemnot kommt, helfen die folgenden atemerleichternden Stellungen. Die entsprechenden Körperpositionen steigern das Luftvolumen in der Lunge und erweitern die verengten Bronchien. Außerdem entlasten sie genau die Muskulatur, die unsere Atmung unterstützt, nämlich Arme und Schultergürtel.

1. **Der Kutschersitz:** Man sitzt auf einem Stuhl, beugt den Oberkörper nach vorn und stützt die Ellbogen auf den Knien ab. Dabei versucht man, ganz ruhig zu atmen. Diese Haltung nimmt man aber natürlich nur bei einem Atemnotanfall ein, ansonsten gilt die Aufforderung, stolz und aufrecht zu stehen.

2. **Der Paschasitz:** Hierbei sitzt man zum Beispiel in einem weichen Sessel und streckt die Beine locker aus. Rücken und Kopf werden an der Rückenlehne abgestützt. Die Arme liegen auf den Armlehnen. Zur Unterstützung kann man bei Bedarf zusätzlich unter jeden Arm ein Kissen legen, sodass die Arme etwas höher gelagert sind. Auch das sollte man nur bei akuter Atemnot für längere Zeit machen, ansonsten gilt das Thema Bewegung natürlich nach wie vor.

3. **Aufstützen auf einem Stuhl**: Man sitzt breitbeinig und verkehrt herum auf einem Stuhl, die Arme liegen auf der Rückenlehne. Auch hier atmet man sehr bewusst langsam ein und aus.

4. **Die Wandstellung**: Man stützt sich mit verschränkten Unterarmen an einer Wand ab. Die Stirn legt man auf den Armen ab, die Beine befinden sich in einer leichten Grätsche.

5. **Die Torwartstellung:** Diese Haltung ähnelt der Kutscherhaltung, findet aber im Stehen statt. Die Beine sind leicht gegrätscht. Man stützt sich nun mit den Händen oberhalb der Knie ab. Die Finger zeigen dabei nach innen und die Ellbogen sind leicht gebeugt. Dadurch kann der Körper die sogenannte Atemhilfsmuskulatur effektiv einsetzen. Diese Haltung kann man sich bei jedem Fußballspiel ansehen.

TRINKEN, TRINKEN, TRINKEN

Wenn man nach der richtigen Ernährung fragt, dann steht bei COPD-Patienten an erster Stelle das Thema Trinken. Jeder Mensch sollte viel trinken, denn nur wenn das Gehirn genügend durchblutet und mit Sauerstoff versorgt wird, kann es vernünftig funktionieren. Mittlerweile weiß man, dass verwirrte alte Menschen oft nur zu wenig getrunken haben. Durch dieses Verwirrtsein vergessen sie noch zusätzlich das Trinken. Ein Teufelskreis.

Unser Blut besteht zu etwa 90 Prozent aus Wasser. Sofern dem Körper Wasser fehlt, wird daher das Blut dickflüssiger, fließt damit langsamer. Im Zuge dessen dauert es länger bis Nährstoffe und Sauerstoff im Gehirn ankommen. Dem Gehirn fehlt Energie und die geistige Leistungsfähigkeit sinkt.

Wasser transportiert also viele Nährstoffe, aber es hilft auch, festsitzenden Schleim zu lockern und zu lösen. Daher ist es besonders für uns COPD-Betroffenen wichtig, täglich mindestens 1,5 Liter Wasser zu trinken. Für viele bedeutet das natürlich, mehr zu trinken als man als Durst verspürt.

Grundsätzlich spielt es keine Rolle, ob man Leitungswasser, Tee oder Mineralwasser trinkt. Natürlich ist Leitungswasser die preiswerteste Variante. Je nach Wasserhärte enthält es unterschiedliche Mengen an Kalzium und Magnesium. Da wir selbst beispielsweise sehr kalkhaltiges Wasser haben, lassen wir das Wasser durch einen Filter laufen.

Mineralwässer haben den Vorteil, dass sie den Körper zusätzlich mit wichtigen Mineralstoffen und

Spurenelementen versorgen. COPD-Patienten wird empfohlen, eher stilles Wasser zu trinken als kohlensäurehaltiges, vermutlich weil dies den festsitzenden Schleim besser löst, aber eine genaue Begründung, warum es stilles Wasser sein soll, habe ich nicht gefunden.

In Ergänzung zum Trinkhinweis schließe ich noch ein paar Ernährungstipps an analog zum Beitrag von "FitCoach Wessinghage". Quelle: https://www.gesundheitswissen.de/experten/prof-dhfpg-dr-thomas-wessinghage/

Es geht um Lebensmittel, die unser Gehirn fit halten:

Das „Trockengewicht" unseres Gehirns besteht zu circa 20 Prozent aus essenziellen Fettsäuren. Die Funktion des Nervengewebes hängt von der Zufuhr dieser Bausteine ab. Eine besonders wichtige Rolle spielen dabei mehrfach ungesättigte Omega-3-Fettsäuren. Diese Omega-3-Fettsäuren erhalten zum Beispiel die Blutgefäße gesund, was ebenfalls die Durchblutung des Gehirns fördert. Besonders reich an diesen Substanzen sind fette Seefische wie Lachs, Hering und Makrele sowie Rapsöl, Leinöl und einige Nusssorten. Zu bevorzugen ist auf jeden Fall, diese Substanzen in Form von natürlichen Nahrungsmitteln zu sich zu nehmen und nicht aus Pillen oder Zusatzstoffen. Wer mehr über das Thema gesunde Fette erfahren möchte, dem empfehle ich das Buch "Ran ans Fett" von Frau Doktor Anne Fleck.

Nicht nur wegen ihres hohen Anteils an Omega-3-Fettsäuren, sondern auch wegen der enthaltenen Eiweißbausteine sind Nüsse sehr empfehlenswert. Diese Eiweißbausteine dienen zur Verbesserung von Konzentration, Gedächtnisleistung und sogar der Stimmung. Gesunde Eiweißquellen mit einem hohen

Anteil an essenziellen Aminosäuren sind Fisch, Eier, mageres Fleisch, fetthaltige Milchprodukte und vor allem eben Nüsse wie Mandeln, Erd-, Wal- und Haselnüsse. Jede Nusssorte zeichnet sich durch einen individuellen Cocktail an hochwertigem Eiweiß, essenziellen Fettsäuren und Ballaststoffen sowie Vitaminen und anderen Mikronährstoffen aus.

Beeren und Brokkoli sind ebenfalls sehr gut, denn sie liefern spezielle Schutzstoffe. Sämtliche Vitamine sind wichtig. Hier ist z.B. B-Vitamin-Folsäure zu nennen. Besonders reich an B-Vitaminen sind Vollkorngetreide, Hülsenfrüchte, mageres Fleisch und vor allem dunkelgrünes Gemüse wie Brokkoli, Spinat und Grünkohl sowie Avocado.

Zwiebeln, Lauch und Knoblauch dienen zur Reinigung der Gefäße und helfen auch in Sachen der Gehirnleistung, denn deren bioaktive Inhaltsstoffe sorgen für eine gute Durchblutung und schützen vor Ablagerungen in den Blutgefäßen. Dies erleichtert den Transport von Nährstoffen und Sauerstoff zum Gehirn.

Die bereits oben erwähnten Eier liefern Lecithin als Bausubstanz für die Nerven.

Dies sind einige Beispiele von Lebensmitteln, die vor allem COPD-Erkrankten helfen. Und immer daran denken: Trinken in ausreichender Menge ist essenziell. Um es nicht zu vergessen, empfehlen manche, immer ein volles Glas Wasser in der Nähe zu haben. Allerdings sollte man das nicht nur anschauen, sondern davon auch trinken. 😊

LEBENSERWARTUNG BEI COPD

Es ist eine Frage, die viele beschäftigt, wenn sie die Diagnose COPD erhalten. Nach dem Schock, dass diese Krankheit unheilbar ist, kommt bei vielen die Frage auf: Wie hoch ist denn jetzt noch meine Lebenserwartung?

Das ist eine nicht unberechtigte Frage: »Wird die COPD mein Leben verkürzen?« Oder auch: »Wie lange habe ich denn jetzt noch zu leben?«

Ganz ehrlich, wenn jemand darauf eine Antwort gibt, und das habe ich schon erlebt, dann macht mich das wütend. Ein Bekannter hat mal erzählt, dass ihm ein Arzt gesagt hat, dass die Lebensdauer bei etwa zehn Jahren liegt. Das ist natürlich für den Betroffenen eine erschütternde Antwort. Aber: Diese Antwort ist falsch und spricht von geringem Einfühlungsvermögen des Arztes. Ich lebe, wie bereits mehrfach erwähnt, seit mehr als dreißig Jahren mit COPD, müsste also schon seit zwanzig Jahren tot sein, wenn das mit den zehn Jahren stimmen sollte.

So einfach lässt sich diese Frage also nicht beantworten, wahrscheinlich gibt es überhaupt keine pauschale Antwort darauf. Die erwartete Lebensdauer mit einer solchen chronischen Lungenerkrankung hängt von vielen Faktoren ab. Aber ich halte folgende Tatsache fest: Die Patientinnen und Patienten selbst können eine ganze Menge tun, um die Dauer ihres Lebens zu verlängern. Und es lohnt sich, in seine Gesundheit zu investieren.

Grundsätzlich lässt sich also sagen: Jede Krankheit ist individuell, genauso wie alle Patientinnen und Patienten individuell sind. Eine Art "Daumenregel" gibt es daher nicht. Als Orientierung dienen jedoch die

Lungenfunktion, das Krankheitsstadium sowie das Alter der Betroffenen.

Noch einmal: Die Frage lässt sich nicht pauschal beantworten. Nur ein paar Tipps von mir:

- Lebe so, dass du der Krankheit wenig Chancen gibst, sich zu verschlimmern!
- Höre auf zu rauchen!
- Sorge für viel Bewegung!
- Geh regelmäßig an die frische Luft!
- Achte auf eine gesunde und ausgewogene Ernährung!
- Nimm konsequent deine verschriebenen Medikamente!
- Lass dich unbedingt impfen!
- Setze alles daran, dich von der Krankheit nicht unterkriegen zu lassen!
- Falls du emotional durchhängst: Entdecke den Kampfgeist in dir! COPD muss nicht das Ende sein.

LUNGENFUNKTIONSTEST

Es ist vermutlich eines der meistgehassten Dinge beim Besuch des Lungenarztes bzw. -der -ärztin: Der Lungenfunktionstest. Ich habe schon in meinem ersten Buch und weiter oben geschildert, wie es mir dabei geht. Hier ein paar Auszüge aus meinem ersten Buch zum Thema COPD und dem Lungenfunktionstest:

»Was mir jedes Mal bevorsteht, ist der Lungenfunktionstest. Ich hasse ihn! Aber durch ihn lässt sich eine wichtige Messgröße bestimmen, der sogenannte FEV1-Wert. […] Ich sitze dann in der Kabine, scherzhaft auch Telefonzelle genannt. (Für alle, die Telefonzellen nicht mehr kennen: Das waren kleine öffentliche Kabinen mit einem Telefonhörer an einer Schnur und Tasten zur Eingabe der jeweiligen Rufnummer.) Ich sitze also in dieser Kabine, "darf" in einen Apparat atmen und auf Kommando tief Luft holen und "mit Schuss" hineinpusten. Erschwerend kommt hinzu, dass ich eine Nasenklammer aufgesetzt bekomme und ein Mundstück in den Mund nehmen muss, in das ich hineinatmen soll.

Leider bekomme ich regelmäßig das Würgen, wenn ich so etwas im Mund habe. Das ist vergleichbar mit einem Besuch beim Zahnarzt, wenn der unter Zuhilfenahme diverser Gerätschaften in meinem Mund arbeitet.

Beim Lungenfunktionstest habe ich also dieses Plastikteil im Mund und muss dadurch ein- und ausatmen. Zwischendurch schließt sich eine Klappe, gegen die ich dann weiteratmen muss, bis sie sich wieder öffnet. Als ich das erste Mal damit konfrontiert wurde, bekam ich einen Schreck und danach einen

Erstickungsanfall. Inzwischen weiß ich ja, was mich erwartet. Deshalb erschrecke ich nicht mehr so sehr und überstehe es besser.

Und dann kommt die Anweisung: »Weit ausatmen, tief einatmen und mit Schwung ausatmen!« Das ist immer lustig, wenn man im Wartezimmer sitzt und regelmäßig dieses Kommando durch die Praxis tönt. Ich kann mir dann immer sehr gut vorstellen, wie eine Leidensgenossin oder ein Leidensgenosse in dieser "Telefonzelle" sitzt und versucht, mit Kraft in das Gerät zu pusten.

Spätestens beim zweiten Mal bekomme ich eigentlich immer einen Hustenanfall. Wenn ich Glück habe, dann war es das mit der Prozedur, möglicherweise "darf" ich es aber auch noch ein oder zwei Mal wiederholen.«

Ich habe dazu ein paar Stimmen gesammelt von anderen, die diese Untersuchung genauso unangenehm finden wie ich. Hier ein Auszug aus den Rückmeldungen:

»Mir graut auch immer davor, aber hauptsächlich habe ich Angst, dass sich die Werte eventuell verschlechtert haben. ...«

»Schrecklich, mir geht es genauso wie dir, nur dass ich keinen Hustenreiz bekomme, ist schon eine unangenehme Untersuchung.«

»Wenn es mir gut geht, macht es mir nichts aus. Jetzt nach meiner Lungenentzündung hatte ich auch Angst vor dem Ergebnis. Gott sei Dank, keine große Verschlechterung. Es kommt aber auch immer auf die Tagesform an.«

»Das letzte Mal habe ich ihn verweigert ...«

»Ich mag es gar nicht, in die enge Kabine, dann der Test, besonders wenn der Widerstand kommt, furchtbar. Ich hasse es, dann das Ergebnis. Egal wie viel Sport ich mache, es bleibt gleich schlecht. Schlimm.«

»Mir geht es ähnlich, jedoch spielt immer etwas das Gefühl einer Panik vor dem Ersticken eine Rolle bei diesem Test. Ich habe dann immer das Gefühl, nicht alles geben zu können.«

»Ich hasse ihn auch, den sch… Lungentest. Da braucht man so viel Kraft und Puste, dass mir manchmal richtig schwindlig wird. Dann heißt es: Und noch einmal fest aus- und einatmen, Luft anhalten, und wenn ich sage passt, dann ausatmen.«

»Ja, ähnlich wie bei dir. Brechreiz, Nasenklammer … Aber für mich ist es besonders schlimm, wenn der Stopp kommt und man das Rohr trotzdem im Mund behalten soll …«

»Ich mache den Test jetzt immer außerhalb der Kabine. Das ist zwar nicht so genau, aber reicht für Trends. Ich bin seit meiner COPD IV klaustrophobisch.«

»Das kenne ich auch genauso. Hustenreiz ohne Ende. Ich hasse es…«

»Mir geht's auch so. Übel. Aber es muss sein. Ich bin immer froh, wenn's vorbei ist.«

Fazit: Der Lungenfunktionstest ist furchtbar, aber immer noch der einzige Weg, um herauszufinden, wie viel Lungenkapazität der Patient noch hat. Daraus leitet sich der sogenannte GOLD-Status ab.

Die Einteilung nach GOLD (I-IV) bei COPD gibt an, wie groß die Einschränkungen der Lungenfunktion tatsächlich sind. Die Lungenfunktion wird dabei als forcierte Ein-Sekundenkapazität gemessen (FEV1) und beschreibt die Luftmenge, die der Patient mit maximaler Kraft innerhalb einer Sekunde ausatmen kann. In meinem ersten Buch habe ich die Bedeutung von FEV1, Borg-Skala und die GOLD-Klassifizierung ausführlich beschrieben.

INHALIEREN

Ein Thema, das viele Lungenerkrankte mehr oder weniger stark betrifft, ist das Inhalieren und hierbei kann man erstaunlich viel falsch machen.

Es gibt eine Fülle von **Inhalatoren**. Man kennt zum Beispiel **Pulverinhalatoren, Dosieraerosole, Respimate** und **Feuchtinhalatoren**.

- Beim **Pulverinhalator** wird, wie es der Name sagt, Pulver inhaliert.
- Bei den **Dosieraerosolen**, also den Sprays, befindet sich der Wirkstoff zusammen mit dem Treibgasmittel in einem Druckbehälter. Durch Drücken auf den Schalter des Druckbehälters wird der Sprühstoß während der Einatmung ausgelöst.
- Im Gegensatz dazu wird beim **Respimat** eine feine Sprühwolke ohne ein spezielles Treibmittel erzeugt. Der Wirkstoff befindet sich in einer Patrone.
- Und schließlich gibt es noch die **Feuchtinhalatoren**, bei denen mit Hilfe eines Verneblers aus einer entsprechenden Lösung ein Wirkstoffdampf erzeugt wird.

Während der ersten zwanzig Jahre meiner Erkrankung habe ich drei bis vier Mal am Tag mit **Salbutamol**, **Atrovent** und **Kochsalzlösung** inhaliert und dazu den **Pariboy**, also einen wie oben beschriebenen Vernebler, verwendet, zusätzlich habe ich morgens und abends jeweils ein **Cortisonspray** inhaliert. Inzwischen nehme ich nur noch das **Cortisonspray**. Das Inhalieren mit dem Vernebler hatte bei mir keinen positiven Effekt. Inhalieren mit Kochsalzlösung hilft allerdings vielen Patientinnen und Patienten, um die Atemwege anzufeuchten.

So weit, so gut. Nun ist es allerdings wichtig, dass man beim Inhalieren möglichst effektiv ist, was nicht immer gleich auf Anhieb gelingt. Deshalb hier ein paar Tipps dazu.

Das Problem fängt gerade bei Sprays damit an, dass manche meinen, es sei ausreichend, wenn man sich den Wirkstoff in den Mund sprüht. Wichtig ist aber, das Spray zu den Bronchien zu bringen, und zwar durch das gezielte Einatmen im richtigen Moment. Es wird in jedem Fall empfohlen, im Stehen zu inhalieren, damit der Weg zu den Bronchien offen ist. Um einen wirklichen Nutzen zu erzielen, muss man vor dem Inhalieren richtig weit ausatmen, am besten mit Bauchatmung und Lippenbremse. Vor der Inhalation sollte man sich dann leicht nach vorn beugen und die Spraydose fest mit den Lippen umschließen. Genau zeitgleich zum Abdrücken des Sprays muss man dann tief einatmen, dabei den Körper wieder in die aufrechte Haltung bringen und anschließend die Luft anhalten. Erst danach sollte man wieder ausatmen.

Was auch sehr wichtig ist: Nach dem Inhalieren muss man unbedingt den Mund ausspülen und ein Glas Wasser trinken. Dies verhindert, dass sich ein Pilz im Mund oder in der Speiseröhre bildet.

Als Unterstützung kann man auch einen sogenannten **Spacer** verwenden. Man sprüht in diesen **Spacer** und kann dann aus dem **Spacer** tief einatmen. Dieses Gerät hilft dabei, möglichst viel von dem Wirkstoff einzuatmen, da dieser bereits im **Spacer** vernebelt wird, sodass man nicht auf das gleichzeitige Auslösen des Sprays und das tiefe Einatmen achten muss. Aber auch hier gilt: Vorher erst einmal weit ausatmen, um Platz für neue Luft und den Wirkstoff zu schaffen, und dann wie oben beschrieben verfahren.

HEIMSPORT

Ich habe schon mehrfach betont, wie wichtig Bewegung und Sport für COPD-Erkrankte sind. Beim Sport geht es aber nicht nur um Kondition, sondern auch um Muskelaufbau bzw. -erhalt, denn auch das ist zur Unterstützung der Atmung wichtig.

Das Problem dabei ist aber vielschichtig. Was, wenn es in der Nähe keine Lungensportgruppe gibt? Oder wenn, wie zeitweise während der Corona-Zeit, alles geschlossen ist? Dann lautet die Lösung Heimsport, was man im Übrigen auch zusätzlich zur Sportgruppe machen kann.

Hierzu gibt es jede Menge Literatur, aber auch viele, sehr hilfreiche YouTube-Videos, die als großartige Unterstützung und Anregung dienen können. Die Schwelle, sich zum Sport aufzuraffen, könnte zuhause niedriger sein, da man das Haus nicht verlassen muss, erfordert aber natürlich ein gewisses Maß an Selbstdisziplin.

Ich empfehle, für den Sport zuhause das eine oder andere Gerät anzuschaffen:

- Da wäre zum Beispiel der sogenannte **Schwingstab** zu nennen. Beim Training wird dieser Stab mit einer oder beiden Händen umklammert. Leichte Bewegungen bringen ihn zum Schwingen. Der Körper muss nun diese Schwingungen ausgleichen. Hierdurch werden der Rückenstrecker, die Nackenmuskeln und der Schulter- und Rumpfbereich aktiviert. Durch das Schwingen und die dadurch im Köper erzeugten Vibrationen wird außerdem Schleim in den Atemwegen gelöst.

- Weiterhin empfehlenswert sind die sogenannten **Therabänder**. Mit diesen elastischen Bändern kann man verschiedenste Übungen machen, die unterschiedliche Körperpartien trainieren.

- Als nächstes empfehle ich **Faszienrollen**, mit denen man, wie es der Name sagt, die **Faszien** trainieren kann. Was sind Faszien? **Faszien** sind faserige Bindegewebsbildungen des Bewegungsapparats. Man kann sich Faszien vorstellen wie die weißen Teile, die eine Orange durchziehen. Faszien-Training beschreibt dabei eine bewegungs-therapeutische Trainingsmethode, mit der die Eigenschaften des muskulären Bindegewebes, der Faszien, gefördert werden. Man bezeichnet die Faszien auch als 6. Sinn, der einem zum Beispiel hilft, wenn man ins Stolpern oder aus dem Gleichgewicht gerät.

- Und abschließend noch ein Tipp, der in diesem Zusammenhang quasi keine Extrakosten verursacht. Wenn es etwa um Stärkung der Muskeln im Arm- und Schulterbereich geht, kann man Hanteln zur Hilfe nehmen. Als Hanteln können hier auch einfach Wasserflaschen, natürlich gefüllt, dienen. Das können Literflaschen aus Plastik sein oder auch 0,7 l Flaschen aus Glas. Vorsicht beim Öffnen der Flasche nach dem Sport, sofern es sich um kohlensäurehaltiges Mineralwasser handelt. ☺

Ich wünsche viel Spaß beim Trainieren!

RICHTIG ATMEN

Alle tun es und denken, dass sie es richtig machen: das Atmen. Aber das ist ein Trugschluss. Es geht in diesem Kapitel um das richtige Ein- und Ausatmen.

Wer flach atmet, versorgt seinen Körper nur mit sieben bis zehn Litern Luft pro Minute. Bei der sogenannten Bauchatmung, die man gerade als Lungenkranker üben sollte, kann man es auf über 50 Liter pro Minute bringen, wobei der Wert bei COPD-lern sicher niedriger ist. Trotzdem gelingt es aber, durch die Bauchatmung im Vergleich zu einer flachen Atmung das bis zu Fünffache an Sauerstoff einzuatmen, und das lohnt sich doch wirklich.

Wie kann man diese Bauchatmung üben? Setz dich in deiner gewohnten Haltung auf einen Stuhl und lege dabei die Hände so auf den Bauch, dass sich die Spitzen der Mittelfinger über dem Bauchnabel berühren. Wichtig ist es jetzt, nicht den Atem zu beobachten, sondern auf die Finger zu schauen. Bleibt der Abstand der Mittelfinger während der Atmung gleich, dann ist die Atmung zu oberflächlich. Möglicherweise sitzt du auch zu gekrümmt. Atmest du dagegen in den Bauch, dann entfernen sich die Finger beim Einatmen voneinander. Beim Ausatmen schieben sie sich wieder zusammen.

Es ist wichtig, diese Übung immer wieder zu praktizieren. Das kann schon morgens nach dem Aufwachen im Bett losgehen. Auch im Laufe des Tages sollte man sich immer mal wieder kurz Zeit nehmen, um die Bauchatmung zu praktizieren. Damit besorgt man sich quasi die Extraportion Sauerstoff. Außerdem ist dabei zu beachten, dass das Ausatmen mindestens genauso wichtig ist wie das Einatmen, denn dadurch schafft man erst so richtig Platz für die frische sauerstoffreiche Luft. Möglichst weit ausatmen heißt also die Devise. Leichter als im Sitzen übt es sich im Liegen. Das kann man zum Beispiel unterstützen und auch kontrollieren, indem man sich ein leichtes Gewicht auf den Bauch legt und beobachtet, ob sich der Gegenstand beim Atmen hebt und senkt.

Es ist ebenso erwiesen, dass man durch richtiges Atmen Stress abbauen kann. Man kann dies gezielt durch Gehen und Atmen steuern. Eine einfache Übung hierfür ist es, langsam zu gehen und dabei etwa vier Schritte lang einzuatmen und dann vier Schritte lang auszuatmen. Am besten übt man das erst einmal, wenn man keinen Stress hat, zum Beispiel bei einem Spaziergang. Die richtige Atemtechnik führt langfristig dazu, das Lungenvolumen zu erhöhen und die Kondition zu steigern. Zum Thema "richtiges Atmen" gibt es eine Fülle von Literatur.

Was ich zum Beispiel bei der Atemreha gelernt habe, war, schnüffelnd einzuatmen. Auch das ist eine sinnvolle Übung, um mehr Sauerstoff aufzunehmen. Was man dadurch, gerade bei der Atmung durch die Nase, natürlich intensiv wahrnimmt, sind Gerüche, hoffentlich angenehme.

Beim Atmen durch die Nase holt man also nicht nur Luft. Es ist häufig so, dass ein Mensch, der Gerüchen keine Beachtung schenkt, oft insgesamt ein großes Desinteresse zeigt. Daher ist es wichtig, aufmerksam zu schnuppern! Manche Menschen haben zwar einen feineren Geruchssinn als andere, was ich aus Erfahrung kenne, doch jede Nase lässt sich trainieren.

Wie wäre es zum Beispiel, den Duft der Mahlzeiten aufzunehmen, bevor man anfängt zu essen. Man kann diese Übung an verschiedenen Orten und zu unterschiedlichen Tages- und auch Jahreszeiten durchführen. Welche Gefühle oder auch Erinnerungen wecken diese Gerüche? Probiere es doch auch einmal aus und versuche, diese zu beschreiben.

Ein weiterer, wichtiger Ratschlag zum Thema „gute Luft" heißt: mehrmals am Tag mit weit geöffneten Fenstern durchzulüften. Damit gelingt es, eine mögliche zu hohe Luftfeuchtigkeit zu senken und dadurch Gebäudeschäden, wie zum Beispiel Schimmel zu vermeiden. Außerdem tauscht man hierdurch die verbrauchte Luft durch frische aus. Ein ungelüfteter Raum enthält nämlich nicht nur Feuchtigkeit, sondern auch zu viel Kohlendioxid (Stichwort: Pumakäfig!). Menschen werden dadurch müde, bekommen vielleicht sogar Kopfschmerzen, die Konzentrationsfähigkeit sinkt und so weiter. Bei aller Vermeidung von Feuchtigkeit muss man jedoch darauf achten, dass die Luft auch nicht zu trocken sein darf.

Wie soll man nun lüften? Am sinnvollsten ist eine sogenannte Stoßlüftung, wenn man zum Beispiel ein Fenster und eine gegenüberliegende Tür weit öffnet. Diese intensive Lüftung muss nicht lange andauern und ist trotzdem deutlich effektiver, als über längere Zeit die Fenster gekippt zu haben.

SAUERSTOFFSÄTTIGUNG

Ein wichtiger Messwert für COPD-Patienten ist die sogenannte Sauerstoffsättigung, also der Sauerstoffgehalt im Blut. Normalerweise sind nicht alle Hämoglobin-Teilchen mit Sauerstoff beladen. Das Hämoglobin ist eine Eiweißverbindung, die etwa 90 Prozent der roten Blutkörperchen ausmacht. Die Sauerstoffsättigung gibt dabei an, welcher Anteil des Hämoglobins Sauerstoff transportiert. Der Sauerstoffgehalt in frisch mit Sauerstoff angereichertem Blut ist höher als in dem Blut, das zurück zum Herzen fließt. Deshalb sind auch die Werte je nach Messort unterschiedlich. In den großen Arterien liegt die Sauerstoffsättigung zum Beispiel bei circa 97 Prozent, während sie in den Venen nur noch etwa 75 Prozent beträgt. Die Differenz an Sauerstoff wurde an das Gewebe abgegeben.

Die Sauerstoffsättigung des Blutes liegt im Normalbereich zwischen 94 und 98 Prozent. Liegt der Wert darunter, spricht man von Sauerstoffmangel im Blut. Bemerkbar macht sich das zum Beispiel durch ein Schwächegefühl, durch Schwindel, geringe Belastbarkeit, Kurzatmigkeit und allgemeines Unwohlsein.

Der oben genannte Wert gilt als Normalwert, jedoch haben sich die Fachgesellschaften noch auf keine einheitliche Definition für eine optimale Sauerstoff-sättigung einigen können

Niedrige Sauerstoffwerte im Blut können bei Lungenerkrankungen wie zum Beispiel bei COPD ein Alarmsignal sein.

Folgende Schweregrade für die Hypoxygenation (Verminderung der arteriellen Sauerstoffsättigung) wurden festgelegt:

- Mäßig: 90 - 93 Prozent
- Mittelgradig: 85 - 89 Prozent
- Hochgradig: < 85 Prozent

In diesen Fällen ist der Sauerstoffbedarf der Körperzellen größer als das Sauerstoffangebot, und die Zellen werden nicht mehr ausreichend mit Sauerstoff versorgt, um ihre Funktion aufrechterhalten können.

Die Sauerstoffsättigung sollte also regelmäßig überwacht werden. Es ist daher empfehlenswert, sich ein Pulsoximeter für zuhause anzuschaffen, um den Sauerstoffgehalt regelmäßig zu messen, denn akuter Sauerstoffmangel kann im schlimmsten Fall zum Tod führen.

Beim Pulsoximeter handelt es sich um einen Clip, der meist an die Fingerkuppe geklemmt wird. Dort wird über die Lichtabsorption des Blutes, also die Abschwächung der Lichtintensität durch das Blut, bestimmt, welcher Anteil des Hämoglobins mit Sauerstoff beladen ist.

Die richtige Handhabung ist sehr wichtig. Wenn möglich, sollte man, laut Anbieter, an der linken Hand messen. Leider habe ich keine Begründung dafür gefunden. Mit dem Ablesen der Werte sollte man mindestens eine Minute warten, bis sich die Anzeige des Wertes der Sauerstoffsättigung eingependelt hat. Der Messwert der Sauerstoffsättigung wird in Prozent angegeben.

Was sind aber die Ursachen einer niedrigen Sauerstoffsättigung? Das kann beispielsweise eine zu flache Atmung sein. Hierdurch steht den Lungenbläschen nicht genug Sauerstoff für den Gasaustausch zur Verfügung. Möglicherweise funktioniert auch die Lungendurchblutung nicht ausreichend gut, wodurch sich nicht genug Blut am Gasaustausch beteiligen kann. Weitere Ursachen für eine zu niedrige Sauerstoffsättigung können folgende Erkrankungen sein:

- Lungenentzündung
- Asthma bronchiale
- chronisch obstruktive Lungenerkrankungen (COPD)
- Lungenödeme
- Lungenembolien

Übrigens ist bei kalten Fingern die Durchblutung ebenfalls schlecht. In diesem Fall zeigt das Pulsoximeter bei einer Messung am Finger fälschlicherweise zu niedrige Werte an. Eine Messwiederholung an einem wärmeren Finger ist sinnvoll.

Man kann selbst etwas für eine gute Sauerstoffversorgung des eigenen Körpers tun. Ich weiß, ich wiederhole mich, aber ich nenne es trotzdem. Man kann sich mit körperlichem Training und Atemübungen fit oder fitter halten. Der Körper passt sich nämlich der Belastung auf vielen Ebenen an, man kann sich also langsam steigern. Mit Training und Atemübungen wird die Durchblutung der Muskulatur und der Lunge gefördert, das Herz wird gekräftigt, der Blutdruck sinkt und die maximale Sauerstoffaufnahme durch die Lunge kann auf diese Weise erhöht werden.

LANGZEIT-SAUERSTOFFTHERAPIE

Bei manchen COPD-Patienten sind die Sauerstoff-Werte so schlecht, dass sie sich einer sogenannten Langzeit-Sauerstofftherapie unterziehen müssen. Diese wird verordnet, wenn ein erheblicher Sauerstoffmangel im Blut vorliegt. Die Wirksamkeit dieser Therapie ist schon lange wissenschaftlich erwiesen, trotzdem gibt es immer wieder Probleme mit der korrekten und konsequenten Durchführung.

Damit Lunge, Herz, Kreislauf und Muskulatur optimal zusammenarbeiten können, ist eine ausreichende Versorgung mit Sauerstoff notwendig. Sofern die Atemwege oder die Lunge durch die COPD mit oder ohne Emphysem nicht mehr genug Sauerstoff im menschlichen Organismus erhalten, werden der Kreislauf bzw. das Herz versuchen, den Mangel auszugleichen. Das kann zu einer Überlastung des Herzens führen, weil das Herz das Blut schneller durch den Körper pumpen muss. Das wiederum beeinträchtigt die Leistungsfähigkeit und dadurch auch die Lebensqualität. Damit sinkt auch die Lebenserwartung. Um dem zu begegnen, ist eine Langzeit-Sauerstofftherapie notwendig. Diese muss aber genau auf die spezielle Situation des Patienten oder der Patientin zugeschnitten und exakt gemäß den Angaben der behandelnden Ärztinnen bzw. Ärzte und sehr konsequent durchgeführt werden.

Allerdings gibt es verschiedene Gründe dafür, dass der Patient oder die Patientin die Empfehlungen der Ärztin oder des Arztes nicht exakt einhält. Manchmal fehlt einfach eine ausreichende Information über die Therapie.

Ein anderer Grund ist, dass viele Patientinnen und Patienten nicht in der Öffentlichkeit mit dieser Langzeit-Sauerstofftherapie, also mit den Schlauchsystemen oder Gasflaschen, gesehen werden wollen. Bei anderen besteht das Problem in nicht optimalem Equipment. Das Gerät ist möglicherweise zu schwer, zu groß, zu laut. Ärztin oder Arzt und Patientin oder Patient sollten eng zusammenarbeiten, damit die Betroffenen genau verstehen, wie die Therapie durchgeführt werden muss und welchen Nutzen sie hat.

Das Tückische ist, dass ein Sauerstoffmangel im Blut oft lange Zeit unbemerkt bleibt. Irgendwann tritt Müdigkeit auf, später wird das Herz massiv geschädigt. Die Sauerstoff-Therapie von im Minimum 16 Stunden, vielleicht sogar 24 Stunden verhindert die Schädigung des Herzens. Allerdings kann die COPD auch dadurch nicht geheilt werden.

LUNGENVOLUMENREDUKTION

Es klingt im ersten Moment seltsam, aber in bestimmten Fällen kann es für Patienten hilfreich sein, wenn ein Teil der Lunge entfernt oder quasi "lahmgelegt" wird. Bei der sogenannten Lungenvolumenreduktion bestehen die Alternativen, den befallenen Teil der Lunge entweder operativ zu entfernen oder etwa durch Ventile zu entlüften.

Eine Volumenreduktion durch **Lungenventile** erfolgt, indem diese Ventile mit einem Endoskop direkt in die Bronchien im überblähten Bereich der Lunge eingesetzt werden. Sie blockieren dabei den Luftstrom, wenn der Patient einatmet, während die Luft beim Ausatmen entweicht. Ist dies erfolgreich, so werden die erkrankten Lungenbereiche entlüftet, sie kollabieren, wodurch sich das Lungenvolumen entsprechend verbessert, denn die verbleibende „gesunde" Lunge hat nun mehr Platz.

Leider gibt es keine Garantie dafür, dass der Einsatz von Ventilen eine Verbesserung mit sich bringt. Auch ist diese Art der Entlüftung nicht bei jedem Patienten möglich, sondern vor allem dann, wenn das Emphysem sich lokal auf gewisse Bereiche der Lunge beschränkt.

Aber selbst dann zeigt die Erfahrung, dass nur etwa ein Drittel der Patienten eine deutliche Verbesserung verspürt, ein Drittel eine gewisse Verbesserung, wohingegen bei einem weiteren Drittel gar kein Effekt spürbar ist.

Der Vorteil der Ventile gegenüber der **operativen Lungenvolumenreduktion** besteht darin, dass die Ventile wieder entfernt werden können. Es passiert allerdings auch in seltenen Fällen, dass diese Ventile verrutschen, sodass sie entweder entfernt oder neu eingesetzt werden müssen.

Es gibt darüber hinaus weitere Möglichkeiten, bei denen keine Operation notwendig ist. Als nächste Option sind die sogenannten **Coils** zu nennen, auch wenn diese derzeit (Stand 2021) auf dem Markt nicht mehr verfügbar sind. Die **Coils** sind Spiralen, die nach dem Memory Effekt arbeiten. Die mit einem Bronchoskop eingeführten Drahtspiralen raffen das kranke Lungengewebe zusammen. Damit wird zusätzlicher Raum für gesundes Gewebe in der Nachbarschaft bereitgestellt. Das bedeutet mehr Platz für die Atemfunktion. Außerdem wird die Elastizität der Lunge verbessert, denn diese kann sich beim Atemvorgang weiter ausdehnen und wieder zusammenziehen. Dies führt zu einer deutlichen Reduzierung der Atemnot. Ein großer Nachteil der **Coils** ist, dass sie nicht wieder entfernt werden können, sobald sie mit dem Lungengewebe verwachsen sind.

Eine weitere, ebenfalls nicht rückgängig zu machende Methode ist die sogenannte **bronchoskopische Thermoablation**. Hierbei wird durch das Einbringen von heißem Wasserdampf in die am meisten zerstörten Lungenbereiche ein Entzündungsprozess hervorgerufen. Dies führt im Laufe der Zeit zur Narbenbildung und zur Schrumpfung der überblähten Lunge. Als Nebenwirkung sind die akute Entzündung und die - allerdings selten - auftretenden Blutungen zu nennen.

Das vierte Verfahren ist schließlich die **AeriSeal-Behandlung**. Dieser auch als Kleber bezeichnete Schaum wird zur Versiegelung der erkrankten Lungenbereiche eingesetzt, wodurch das Volumen insgesamt reduziert und die Atemfunktion verbessert wird. Auch dieses Verfahren ist nicht reversibel.

In jedem Fall muss vorher genau geprüft werden, ob der jeweilige Patient für eines der Verfahren geeignet ist. Außerdem ist leider der Erfolg der Maßnahmen nicht garantiert.

PATIENTEN-COMPLIANCE

Unter der Patienten-Compliance versteht man allgemein die Bereitschaft des Erkrankten, die vom Arzt oder der Ärztin verordneten Maßnahmen konsequent durchzuführen. Das beinhaltet die Einhaltung der Verordnungen des Arztes oder der Ärztin, wie zum Beispiel die korrekte Einnahme der Medikamente, aber auch Rauchentwöhnung, Bewegung, Vermeidung von Reizstoffen etc. Das funktionierende Zusammenspiel zwischen Ärztin/Arzt und Patientin/Patient in Bezug auf die Behandlungsmaßnahmen ist essenziell.

Der Arzt bzw. die Ärztin sollte dem Patienten bzw. der Patientin zuhören und das Umfeld, die spezielle Krankheitssituation und vielleicht auch die Folgen der Beeinträchtigungen im sozialen Bereich kennen. Genauso wichtig ist, dass wir als Erkrankte die eigene Krankheitssituation und die Empfehlungen des Arztes oder der Ärztin verstehen. Dabei helfen informative offene Gespräche und Aufklärung.

Vertrauen in den Arzt bzw. die Ärztin ist dabei eine Grundvoraussetzung, damit die ärztlichen Entscheidungen, Ratschläge und Verordnungen vollständig umsetzt werden. Ausschlaggebend für den Erfolg der Behandlung ist nämlich in erheblichem Maße die Therapietreue der Erkrankten im Hinblick auf die Medikamenteneinnahme und die anderen verordneten Maßnahmen. Natürlich ist auch eine leichte Umsetzbarkeit der Behandlung für die Therapietreue wichtig, also etwa einfach anzuwendende Medikamente, spezielle Inhalationshilfsmittel und technisch einfach zu bedienende Geräte.

An dieser Stelle möchte ich noch eine Anmerkung anfügen. Wenn du dich bei deinem Arzt oder deiner Ärztin unsicher fühlst, dann ist immer eine zweite Meinung, also die eines anderen Arztes, einer anderen Ärztin sinnvoll. Notfalls kann das auch einen Wechsel zu diesem oder dieser bedeuten. Aber, auch das sei kritisch angemerkt: Falls dir auch die zweite Meinung nicht zusagt, muss du natürlich überprüfen, ob dies vielleicht an dir selbst oder deinen möglicherweise falschen Erwartungen liegt. Ein Arzt bzw. eine Ärztin kann keine Wunder bewirken und die COPD nicht heilen.

MEDIKAMENTE

Was COPD-Patientinnen und -patienten nicht erspart bleibt, ist die Einnahme von Medikamenten. Im Bereich COPD wird sehr viel geforscht und Neues entwickelt, gerade auch, weil es eine Erkrankung ist, von der immer mehr Menschen betroffen sind. Das ist anders als bei eher selteneren Krankheiten. Mittlerweile gibt es für an COPD Erkrankte eine ganze Reihe von unterschiedlichen Medikamenten, und ich habe den Eindruck, dass jeder Arzt, jede Ärztin seine bzw. ihre Lieblingsmedikamente hat und diese verschreibt. Aber nicht jeder Patient bzw. jede Patientin verträgt jedes Medikament. Bei vielen Arzneien gibt es Nebenwirkungen, die bei den Erkrankten aber sehr unterschiedlich ausgeprägt sind, was auch an dem sogenannten „Waschzettel" abgelesen werden kann.

Ich nehme z.B. seit Jahren **Daxas** mit dem Wirkstoff **Roflumilast**. Ich weiß von vielen, dass sie es nicht gut vertragen und zum Beispiel starke Magenprobleme davon bekommen. Ich selbst habe mich nach zwei Wochen daran gewöhnt und nehme es seitdem ohne jegliche Probleme. Außerdem nehme ich regelmäßig **Trimbow** als Spray bzw. inzwischen **Trixeo**, was mich allerdings immer ein wenig zittrig macht. Da ich aber weiß, dass ich diese Kombination aus **Spiriva** und einem **Cortison**-Spray brauche, muss ich da durch.

Als Bedarfsspray wird von vielen **Salbutamol** verwendet, manche nennen es auch Notfallspray, wobei der Name etwas irreführend ist. Wenn ein tatsächlicher Notfall eintritt, dann ruft man vermutlich eher den Notarzt oder fährt ins Krankenhaus.

Bei Bedarf, also im akuten Fall einer Erkältung oder eines Infekts, nehme ich Cortison-Tabletten (16 Tage mit abnehmender Dosierung, also 4 Tage 40 mg, 4 Tage 30 mg, 4 Tage 20 mg und 4 Tage 10 mg), einen sogenannten Cortisonstoß, und / oder ein **Antibiotikum**. Cortison sollte man nicht abrupt absetzen, sondern sich langsam rausschleichen, da der Körper, der normalerweise selbst Cortison produziert, die Produktion sonst nicht wieder anwirft. Die Nebenwirkung von Cortison, was ich zum Glück längere Zeit nicht mehr einsetzen musste, ist bei mir immer ein Fressflash, das heißt, ich habe ununterbrochen Hunger.

Noch einmal zurück zu **Daxas**. Dieses enthält **Roflumilast**, das ist derzeit der einzige zugelassene Wirkstoff aus der Gruppe der Phosphodiesterase-4-Hemmer (PDE4-Hemmer) für COPD. Abgesehen davon gibt es keinen anderen Wirkstoff dieser Gruppe, der bei COPD zum Einsatz kommt. Diese Wirkstoffe bremsen, wie der Name bereits verrät, das Enzym PDE4, das am Entzündungsprozess beteiligt ist, und wirken damit entzündungshemmend. Sie verringern also die Entzündung in den Lungen und tragen so dazu bei, die Symptome des Patienten oder der Patientin zu lindern oder eine Verschlimmerung zu verhindern.

Der wesentliche Erfolg von **Roflumilast** ist eine bessere Lungenfunktion und weniger akute Verschlechterungen, also Exazerbationen, was ich bei mir in der Tat festgestellt habe. Für mich war der Umstieg auf Daxas eine echte Erleichterung, da ich deshalb das Medikament **Theophyllin** absetzen konnte, das zu einer starken Herzbelastung, einem erhöhten Puls und starkem Händezittern geführt hatte. Inzwischen wird Theophyllin meines Wissens kaum noch eingesetzt.

Studien zu **Roflumilast** betrachteten vor allem seine Wirkung auf die Lungenfunktion, die Anzahl von akuten Verschlechterungen, die Entzündung in den Atemwegen und mögliche Nebenwirkungen. Studien zur Lungenfunktion bewiesen, dass der Einsatz des Wirkstoffs die Werte im Vergleich zu einem Placebo verbesserte. Behandelte Patientinnen und Patienten hatten in den Untersuchungen nachweislich auch weniger akute Verschlechterungen als Patientinnen und Patienten, die einen Placebo erhielten.

Leider traten aber bei vielen Patientinnen und Patienten wie oben schon erwähnt bei der Anwendung von **Roflumilast** Nebenwirkungen auf. Zu diesen Nebenwirkungen gehören Durchfall und Gewichtsverlust. Das kann gerade bei COPD-Patienten und -Patientinnen, die häufig unter Untergewicht leiden, problematisch werden.

Trimbow ist ein Arzneimittel, das im Wesentlichen das Atmen erleichtern soll. Es besteht aus drei Wirkstoffen. Einer davon ist ein Cortison, das die Schwellungen und Reizungen in der Lunge vermindern soll.

Die anderen beiden Wirkstoffe sind sogenannte langwirksame **Bronchodilatatoren**, die im Prinzip eine Entspannung der Muskeln in den Atemwegen bewirken. Dadurch sollen sich die Atemwege weiten können, um eine leichtere Atmung zu ermöglichen. Eine regelmäßige Behandlung mit **Trimbow** soll Beschwerden wie Kurzatmigkeit, Giemen und Husten bei Patienten mit COPD lindern können oder diesen sogar vorbeugen.

Auch **Trimbow** hat eine Fülle möglicher Nebenwirkungen, die man bei Bedarf auf dem „Waschzettel" nachlesen kann.

Das Bedarfsspray **Salbutamol** wird inhaliert. Es bewirkt eine schnell einsetzende Entspannung der glatten Muskulatur in den Bronchien. Es eignet sich auch als kurz wirksame Substanz für die Anwendung bei akuten Asthmaanfällen

Bei plötzlich auftretenden Bronchialkrämpfen und anfallsweise auftretender Atemnot nimmt der Patient in der Regel eine Einzeldosis Salbutamol. Sofern das nicht ausreicht, kann er nach fünf bis zehn Minuten eine weitere Einzeldosis einnehmen.

Die häufigsten Nebenwirkungen sind Zittern, Übelkeit, Schwindel, Kopfschmerzen und manchmal auch Herzrhythmusstörungen. Aber meistens klingen diese Beschwerden bei dauerhaftem Inhalieren nach ein bis zwei Wochen ab.

Ein paar Worte möchte ich zum Abschluss des Kapitels noch über **Cortison** verlieren. **Cortison** wird auch vom Körper produziert, ist aber darüber hinaus ein wichtiges Medikament, das sehr effektiv entzündliche oder allergische Erkrankungen lindert.

Es gab lange Zeit die Diskussion, ob **Cortison** ein Wundermittel oder ein Teufelszeug sei. Früher wurde **Cortison** zu häufig, zu hoch dosiert und auch über eine zu lange Zeit verabreicht. Das hatte oft schwere Nebenwirkungen zur Folge und verpasste dem Medikament zu Unrecht einen schlechten Ruf. Mittlerweile weiß man, dass eine Behandlung mit **Cortison**-Präparaten für kurze Zeit selbst bei hoher Dosierung weitgehend unbedenklich ist.

Natürlich hat auch **Cortison** Nebenwirkungen. Dazu gehören der von mir schon genannte Heißhunger, aber auch Schlafstörungen, Bluthochdruck, ein erhöhter Blutzuckerwert, erhöhte Cholesterinwerte, die auch schon erwähnte Osteoporose sowie Hautverdünnung und Akne. Gerade Osteoporose und Hautverdünnung treten eher bei langfristiger Einnahme in höherer Dosis auf und im Wesentlichen auch nur bei der Einnahme in Tablettenform.

Im Gegensatz zu Tabletten wirken **Cortison**-Sprays direkt im entzündeten Bereich und haben wenig Nebenwirkungen. Allerdings muss man darauf achten, hinterher entweder den Mund auszuspülen, etwas zu trinken oder zu essen, um eine Pilzbildung im Mundraum zu vermeiden.

CORONA-ÜBERLEBENSSTRATEGIE

Es erscheint inzwischen schon ewig lange her, dabei war es in den ersten Monaten des Jahres 2020, als wir in Deutschland zum ersten Mal die Begriffe Corona-Virus und COVID-19 hörten. SARS-CoV-2, wie das Virus heißt, steht für "Severe Acute Respiratory Syndrome Coronavirus Type 2". Es schien eine Infektion zu sein, die weit entfernt in China auftrat und mit uns hier in Mitteleuropa nichts zu tun hatte. Falsch gedacht.

Bereits am 27. Januar 2020 trat in Deutschland der erste Fall dieser neuartigen Infektion auf, noch weitgehend ohne großes Aufsehen. Was wir zu der Zeit nicht ahnten, war die Tatsache, wie schnell sich dieses Virus ausbreiten und welche Folgen das haben würde. Schnell entwickelte es sich zu einer Pandemie, die die ganze Welt im Griff hatte.

Die erste Infektionswelle trat in Deutschland und Europa zwischen März und April 2020 auf. Ich war gerade in der Vorbereitung für die Leipziger Buchmesse, hatte mein Buchsortiment gepackt, die Gebühren bezahlt und das Hotelzimmer gebucht. Die Messe hätte eigentlich am 12. März losgehen sollen. Eine Woche vorher kam die Absage. Eine Buchmesse mit mehreren hunderttausend Besuchern dicht an dicht war in Anbetracht der steigenden Infektionszahlen nicht durchführbar. Im Nachhinein staune ich über mich selbst, dass ich als Risikopatient überhaupt überlegt hatte, daran teilzunehmen und mehrere Tage mit zigtausend Menschen auf engstem Raum zu verbringen. Nach der ersten Enttäuschung über die offizielle Absage der Messe war ich froh, dass mir die Entscheidung abgenommen worden war.

Was folgte, waren Monate des Ausnahmezustands. Begriffe wie Lockdown, Shutdown und Homeoffice tauchten immer öfter in den Medien auf, dazu Inzidenz und R-Wert. Als zusätzliche Maßnahme galt nun das Prinzip AHA, das wir als COPD-Patienten mit anderen Begriffen kannten. AHA = Atemnot, Husten und Auswurf. Nun stand und steht es für Abstand halten, Hygiene-Maßnahmen bzw. Hände waschen, Alltagsmasken tragen. Gegrüßt wurde nur noch auf Abstand, dieser sollte mindestens 1,5 Meter betragen, und statt Händeschütteln reichte man sich lediglich den Ellenbogen.

Die Inzidenzen gingen im Laufe der Monate rauf und runter, und die Hoffnung bestand darin, dass es irgendwann, hoffentlich spätestens im Jahr 2021 einen Impfstoff geben würde, um diese Pandemie zu besiegen. Und tatsächlich standen Ende des Jahres 2020 sogar mehrere Impfstoffe zur Verfügung.

Risikogruppen wurden definiert, um zuerst die Personen zu impfen, die besonders gefährdet waren, das waren zunächst die über 80-jährigen. Für alle anderen, auch Risikogruppen wie zum Beispiel Vorerkrankte hieß es weiterhin, warten und AHA beachten. Die Formel wurde noch um L und A erweitert, wobei das L für Lüften steht und das dritte A für die inzwischen verfügbare Corona-Warn-App. Mit dieser App sollte die Kontaktnachverfolgung bei möglichen Ansteckungen unterstützt werden, was anfangs nicht so erfolgreich war wie gehofft, weil zu wenige Menschen die App installierten.

In dieser Zeit habe ich das Haus praktisch nur zum Spazierengehen verlassen. Lebensmittel haben wir uns weitestgehend ins Haus liefern lassen oder meine Frau ist unter Berücksichtigung aller Vorsichtsmaßnahmen einkaufen gegangen. Mit unseren Familien und Freunden haben wir nur online verkehrt. Die Digitalisierung hat dabei einen großen Sprung nach vorn gemacht.

Einkäufe anderer Artikel als Lebensmittel erfolgten beinahe nur noch online, sogar einen Strandkorb haben wir als Ersatz für diverse ausgefallene Urlaube auf diese Weise erworben. Der wurde dann aber von echten Menschen angeliefert und montiert, natürlich *coronakonform* mit Masken, auch so ein neues Wort.

Meine Arztbesuche habe ich in der Zeit ebenfalls gestrichen. Meine Medikamente konnte ich telefonisch bestellen. Der Gedanke, mich über längere Zeit in ein Wartezimmer mit vielen anderen zu setzen, behagte mir gar nicht. Auch den alljährlichen Zahnarztbesuch ließ ich lieber ausfallen.

Und dann war es so weit. COPD rückte in Hamburg in die Prioritätsgruppe 2 vor, und ich besorgte mir einen Berechtigungsschein. Am 16. April 2021 erhielt ich meine erste Impfung mit dem Impfstoff von AstraZeneca im Hamburger Impfzentrum. Der Impfstoff hatte inzwischen nach vielem Hin und Her darüber, für welche Altersgruppe er geeignet sei, und einigen auftretenden Problemen ein negatives Image (vielleicht zu Unrecht?) und war nur noch für Personen über 60 Jahre empfohlen. Mit 61 Jahren lag ich in der Zielgruppe.

Im äußerst gut organisierten Impfzentrum wurde ich in einer Einbahnstraße zur Anmeldung, Einweisung und schließlich zur Impfung geführt und durfte mich danach 30 Minuten im Ruheraum erholen. Ein sogenannter

COVID-Arm und einen Tag lang leicht erhöhte Temperatur waren meine Nebenwirkungen. Die notwendige zweite Impfung sollte dann erst 12 Wochen später erfolgen. Der Impfschutz war also noch lange Zeit nicht vollständig.

Es hieß also weiterhin AHA-L-A zu beherzigen. Am 9. Juli erhielt ich dann die zweite Impfung. Mittlerweile hatte die STIKO, die ständige Impfkommission, empfohlen, die zweite Impfung mit einem mRNA-Impfstoff durchzuführen. mRNA steht für "messenger ribonucleic acid" und ist eine Ribonukleinsäure (RNA), die genetische Information für den Aufbau eines bestimmten Proteins in einer Zelle überträgt. Also erhielt ich dieses Mal den mRNA-Impfstoff von Moderna. Der bekannte COVID-Arm und ein Tag leichtes Fieber waren auch dieses Mal die Folge, und ein Impfzertifikat in meinem digitalen Impfpass war der Lohn. Zwei Wochen später galt ich als geimpft und geschützt. Und nun? Wir schienen zumindest in Deutschland das Thema Corona so langsam im Griff zu haben, aber als der Herbst und der Winter kamen, ging es mit den Inzidenzen wieder hoch. Der Impfschutz ließ nach.

Im Dezember bekam ich dann die dritte Impfung mit dem schönen "neudeutschen" Namen: Booster. Das heißt so viel wie Signalverstärker. Ich bekam dann den inzwischen dritten Impfstoff, nämlich den mRNA-Impfstoff von BioNTech. Die Nebenwirkungen waren bei mir harmlos. Einen Tag hatte ich wieder den bekannten Covid-Arm und war ziemlich schnell müde, aber beides war nach einem Tag vorbei.

Doch leider gab und gibt das Virus keine Ruhe. Nachdem es bereits mehrere Mutationen gab, tauchte eine neue unter dem Namen Omikron auf. Inzwischen lernten wir, dass man auch als Geimpfter infiziert werden kann, allerdings verläuft die Krankheit bei Geimpften glücklicherweise milder. Leider kann man auch, ohne selbst Symptome zu haben, andere infizieren. Und nun?

Meine „Überlebensstrategie" ist weiterhin, vorsichtig zu sein und Risiken zu vermeiden. Große Veranstaltungen, auch Feiern im Freundeskreis vermeiden wir, wenn sie nicht draußen stattfinden. Vor Treffen im kleineren Kreis testen wir uns alle. Die Momentaufnahme im Januar 2022 lautet: Corona ist immer noch da. Aus verschiedenen Gründen steigen die Zahlen leider wieder und liegen mittlerweile auf Rekordhöhe. Etwas über 73 % der Deutschen sind bisher durch Impfungen geschützt, aber eine sogenannte Herdenimmunität ist noch lange nicht erreicht. Ich bin gespannt, wie es mit Corona weitergeht.

FFP2-MASKEN

Lange Zeit gab es in Deutschland ein Vermummungsverbot. Dieses untersagt Teilnehmern von Demonstrationen, ihr Gesicht zu verdecken, um damit die Feststellung der Identität zu verhindern. Das hat sich durch die Corona-Pandemie quasi ins Gegenteil verkehrt.

Nun sind wir in vielen Bereichen verpflichtet, unser Gesicht, zumindest teilweise, durch eine Maske zu bedecken. Auch zu Zeiten von Corona gibt es Demonstrationen, beispielsweise gegen die Corona-Maßnahmen, manche demonstrieren anscheinend sogar gegen Corona selbst, was das Virus wenig beeindrucken dürfte. Hier sind nun zwingend die Corona-Schutzmaßnahmen einzuhalten, wie Mindestabstand und Maske tragen. Das funktioniert leider in den seltensten Fällen.

Nachdem das Thema "Maske tragen" zu Anfang der Pandemie noch gar nicht so präsent war, wurde es irgendwann zu einem der wichtigsten Mittel zur Eindämmung der Pandemie. Nebenbei bemerkt: Vermutlich gab es im Winter 2020/2021 aufgrund des Tragens von Masken und der Kontaktbeschränkungen so wenig Grippeerkrankungen und -tote wie schon lange nicht mehr.

Wie auch immer: Als das Tragen von Masken empfohlen oder dann sogar gefordert wurde, nutzte man anfangs Stoffmasken, häufig selbst hergestellt und viele davon äußerst kreativ. Doch dann hat man festgestellt: So wirklich helfen diese Masken leider nicht. Die Aerosole, über die die Ansteckung bei Corona hauptsächlich erfolgt, finden einen Weg durch die Maske in beide Richtungen.

Nach und nach wurde dann die Empfehlung, in bestimmten Bereichen, bei Kontakten, beim Einkaufen und im öffentlichen Verkehr medizinische Masken, besser noch FFP2-Masken zu tragen, zur Vorschrift.

Das Kürzel FFP steht dabei für „filtering face piece". FFP2-Atemschutzmasken waren ursprünglich für den Einsatz in Arbeitsumgebungen konzipiert, in denen sich gesundheitsschädliche Stoffe in der Atemluft befinden. Nun werden sie auch gegen die Ausbreitung des Corona-Virus eingesetzt.

Die gängige Schutzklasse FFP2 soll nach Herstellerangaben 94% der Partikel, die grösser als 0,6 μm sind herausfiltern. FFP2-Masken bieten bei korrekter Anwendung also einen relativ guten Schutz vor einer Infektion mit dem Coronavirus. Und da liegt schon eine Schwierigkeit: die korrekte Anwendung ist notwendig, um diesen Schutz zu gewährleisten. Diese Masken heißen nicht zu Unrecht Mund-Nasen-Schutz. Es ist natürlich schwierig, darunter zu atmen, aber wenn man die Maske unterhalb der Nase trägt, dann ist der Schutz, ich nenne es mal vorsichtig, stark eingeschränkt. Es empfiehlt sich auch nicht, immer dieselbe Maske zu tragen. Eine Nutzung, nachdem man die Maske im Backofen erhitzt oder sie sogar in der Waschmaschine "gereinigt" hat, bietet sich auch nicht an.

Und damit komme ich jetzt zu dem besonderen Problem von Lungenkranken. Man bekommt unter diesen Masken in der Tat nicht gut Luft. Viele haben daher mit ihrem Arzt gesprochen und sich eine Befreiung von der Maskenpflicht ausstellen lassen. Das ist nachvollziehbar, aber eben auch mit einem erhöhten Risiko verbunden, sich zu infizieren. Aus Angst gehen viele Betroffene dann kaum noch vor die Tür, was natürlich eine weitere erhebliche Einschränkung ist.

Ich persönlich habe mich entschieden, Masken zu tragen und mich nicht befreien zu lassen. Um ausreichend Luft zu bekommen, bewege ich mich mit Maske langsamer und lege häufiger Pausen ein. Zum Glück muss ich sie auch nicht so oft und auch nicht so lange tragen. Doch mein eigener Schutz und der Schutz meiner Mitmenschen ist mir wichtig, daher halte ich mich auch als dreifach Geimpfter weiterhin daran, in bestimmten Bereichen und zum Beispiel auch im Fahrstuhl eine Maske zu tragen.

SCHLUSSBEMERKUNGEN

Dies ist das zweite Buch, das ich über meine Krankheit COPD mit Lungenemphysem schreibe und wie auch in "COPD – Mein positives Leben mit der unheilbaren Krankheit" möchte ich auch hier nicht nur weiter über die Erkrankung aufklären, sondern vor allem Mut machen, gegen die Hoffnungslosigkeit, die Ängste und die Verzweiflung, die mit der Diagnose verbunden sind, anzukämpfen. Wer das erste Buch gelesen hat, kennt manches schon, aber ich habe versucht, neue, interessante Aspekte unterzubringen und zu zeigen, wie man besser mit dieser Krankheit umgehen kann.

Wie ich in den letzten dreißig Jahren selbst erfahren habe, kann man wirklich einiges tun, um seine eigene Situation zu verbessern, aber es fällt einem nicht in den Schoß. Bewegung ist das A und O, natürlich im Rahmen der eigenen Möglichkeiten, und es gibt auch Tage, an denen nichts oder kaum etwas geht. Trotzdem: Sitz nicht auf dem Sofa und warte auf das Ende! Sag nicht beim Thema Rauchen, ich schaffe es nicht, davon loszukommen! Es gibt unzählige Patientinnen und Patienten, die bestätigen, wie viel besser es ihnen geht, seitdem sie dem Glimmstängel abgeschworen haben. Und wenn du rückfällig geworden bist, dann unternimm einen weiteren Versuch, davon loszukommen. Du hast es ja schon einmal für einige Zeit geschafft, vielleicht klappt es beim zweiten Mal langfristig.

Halte dich an das, was dir dein Lungenfacharzt, deine -ärztin empfiehlt. Wenn du mit der Person oder den Maßnahmen unzufrieden bist, prüfe, ob es an dir oder an der Person liegt. Wechsel notfalls den Arzt bzw. die Ärztin.

Und schließlich: Such dir eine Lungensportgruppe, und wenn es in deiner Gegend keine gibt, dann schau bei YouTube nach. Auch hier gibt es viele praktische Anleitungen, mit deren Hilfe du trainieren kannst. Aber bleib am Ball.

Wenn du Fragen hast, dann schreib mich gern an unter roland.bluemel@googlemail.com, oder wenn du in Facebook angemeldet bist, dann komm in meine Selbsthilfegruppe:
https://www.facebook.com/groups/891482904931833

Ich wünsche dir noch viele Jahre, in denen du das Leben genießen kannst. Alles Gute

Roland Blümel

Ich war 30 Jahre alt und ehrenamtlicher Mitarbeiter bei einer Kinderfreizeit. In den Wochen zuvor hatte ich einige problematische Gespräche führen müssen, stand unter Druck und war froh, dem Ganzen für zwei Wochen entfliehen zu können.

Doch dann merkte ich bei einem Fußballspiel mit den Kindern, dass ich schon nach wenigen Metern total aus der Puste war. Hatte ich mich erkältet? Allerdings fühlte es sich dieses Mal anders an als sonst bei einer Erkältung oder einem grippalen Infekt. Ich spürte eher so etwas wie Seitenstechen schon bei geringer Anstrengung.

Zurück zuhause besorgte ich mir einen Termin bei meinem HNO-Arzt. Leider war dieser im Urlaub, aber seine Vertretung hatte schnell eine Erklärung zur Hand: *Nebenhöhlenentzündung und Allergien.* Ich bezweifelte die Diagnose zwar, nahm aber artig die Medikamente und machte auch die verschriebenen Mikrowellen-Behandlungen mit. Es wurde nicht besser. Ich suchte erneut die Ärztin auf, doch sie beharrte auf ihrer Einschätzung.

Endlich kehrte "mein" HNO-Arzt zurück, hörte sich meine Beschwerden an und überwies mich sofort an einen Lungenfacharzt, manchmal auch kurz als LuFa bezeichnet, mit der Diagnose "chronische Bronchitis".

Wenige Tage später nahm ich im Wartezimmer des Lungenfacharztes Platz, das in den nächsten Wochen mein zweites Zuhause werden sollte, und führte meine Beschwerden auf dem Formular aus, das man mir reichte.

Es folgten ein **Lungenfunktionstest** (siehe unten), den ich heute immer noch hasse, und diverse weitere Untersuchungen. Mein erster Besuch bei diesem Arzt dauerte ca. 6 Stunden. Als man mir am Ende Blut abnahm, klappte ich zum ersten Mal in meinem Leben dabei körperlich zusammen. Mir wurde schwarz vor Augen

»Geht Ihnen das öfter so?«, fragte mich die Sprechstundenhilfe besorgt.

»Nein, nur wenn ich sechs Stunden beim Arzt sitze und völlig unterzuckert bin«, erwiderte ich. Seit dem Frühstück hatte ich weder etwas gegessen noch getrunken und fühlte mich entsprechend hungrig und durstig. Mit dieser Antwort war sie zufrieden, gab mir ein Glas Wasser und nach einigen Minuten konnte ich auch wieder aufstehen und endlich die Praxis verlassen. Ich war gespannt auf das Ergebnis und hoffte, dass dieser Experte mir nun in Kürze ein Heilmittel gegen meine Beschwerden geben würde.

Jedes Kind weiß es: Sport ist gesund. Welchen Ratgeber man auch immer zu Rate zieht, wenn es um Gesundbleiben im Alter geht, überall steht es. Regelmäßige Bewegung hilft, gesund und fit zu bleiben.

Schon als Jugendlicher habe ich regelmäßig Sport getrieben. Nachmittags ging es immer auf den Bolzplatz. Zwischendurch war ich auch mal im Verein, aber da wurde mir zu viel geklüngelt. Außerdem war man dann jedes Wochenende auf Tour, wozu ich keine Lust hatte. Aber Fußball spielen, später Fußball sehen, war schon immer meine große Leidenschaft. Leider hat es zur Nationalmannschaftskarriere ganz knapp nicht gereicht. Die Scouts kamen in meinem Dorfverein einfach nicht vorbei. Aber ich schweife ab.

In der Schule hatten wir einen Sportlehrer, mit dem ich nicht besonders gut klarkam. Irgendwie stimmte die Chemie zwischen uns nicht. So war mir der Sport in der Schule zuwider.

Mit etwa 30 Jahren wurde ich chronisch krank. Ein Lungenleiden ließ meine Kondition in den Keller sinken. Zunächst dachte ich, dass es nur etwas Vorübergehendes wäre, aber es blieb und wurde schlimmer. Jede Anstrengung führte zu Atemnot, was zur Folge hatte, dass ich zunehmend versuchte, Bewegung zu vermeiden. Mein Sport war jetzt eher passiv. Sportschau, Sportstudio, Sportübertragungen und so weiter.

Aber immer wieder las ich, wie wichtig Sport ist. Toll, dachte ich, wie denn? Selbst Gehen wurde zur Herausforderung. Ich musste mich dabei entscheiden zwischen Reden und Atmen. Das hatte zur Folge, dass Gespräche beim gemeinsamen Spaziergang sehr einseitig waren. Meine Frau redete, und ich nickte oder schüttelte den Kopf.

Und dann meldete ich mich zu einer Kur an, die einen besonderen Bestandteil hatte: Lungensport. Denn Sport ist ja gut und wichtig. Auch für Kranke, wurde mir gesagt. Los ging es auf dem Laufband. Der Therapeut stellte eine Geschwindigkeit ein, bei der ich das Gefühl hatte, sofort zu ersticken. Was für ein Tempo! Es waren ca. 2 ½ Stundenkilometer, die mir wie ein Sprint vorkamen. Wenn ich mir allerdings den Lauf des Bandes von außerhalb anschaute, hatte ich den Eindruck, dass es sich kaum bewegte.

Dann gab es Geräte, an denen man seine Muskeln trainieren konnte. Ich erinnerte mich an früher, als ich in einem "normalen" Fitness-Studio trainiert hatte. Da waren Athleten, bei denen ich den Eindruck hatte, sie wollten nicht nur die Gewichte, sondern am liebsten das ganze Gerät stemmen.

Hier aber ging es zum Glück deutlich entspannter zu. Alle Teilnehmer waren Lungenkranke, die sich nur vorsichtig an die Gewichte heranmachten.

Nun war ich gefordert, am Ball zu bleiben. Das bedeutete, dass ich mir vornahm, regelmäßig Sport zu treiben. Ich meldete mich an mit dem Vorsatz, ein Mal pro Woche Sport zu treiben. Denn es ist ja klar: Sport ist so gesund!

Das erzählte ich meinem Schweinehund, der jede Woche etwas anderes vorhatte, als zum Sport zu gehen. Mal war das Wetter zu schlecht, mal war es so gemütlich zuhause, mal hatte ich Wichtigeres vor.

Aber oft gelang es mir, den Schweinehund auszutricksen und mich zum Sport davonzustehlen. Mittlerweile war ich mit beinahe doppelter Geschwindigkeit auf dem Laufband unterwegs. Ich war so stolz auf mich. Die Ratgeber hatten tatsächlich recht. Es ging mir deutlich besser als vorher ohne Sport.

Inzwischen hatte ich mir einen Schrittzähler besorgt, der meine tägliche Leistung aufzeichnete. Das erste Modell war ziemlich blöd. Der fing erst ab 10 Schritten an, aufzuzeichnen, was auch bedeutete, dass mir jedes Mal Schritte verlorengingen, wenn ich kurz stehengeblieben war. Dafür belohnte er mich mit einem Smiley, wenn ich die Tagesvorgabe erreicht hatte. Das führte zum Beispiel dazu, dass ich abends vor dem Schlafengehen etwa 50 Mal ums Bett lief, um die Vorgabe noch zu erreichen und mit einem Smiley belohnt zu werden.

Ich schaffte mir ein anderes Modell an, das alles aufzeichnete, aber eine höhere Vorgabe an Schritten beinhaltete. Außerdem gab es keinen Smiley oder ähnliche Belohnung. Trotzdem forderte es mich heraus, meine tägliche Vorgabe möglichst oft zu schaffen.

Schließlich hatte ich dann eine App auf meinem Smartphone, das eine ähnliche Funktion hatte. Da war die Vorgabe wieder etwas moderater, aber man musste natürlich das Smartphone bei jedem Schritt dabeihaben. Das führte zu der skurrilen Situation, dass ich versuchte, mein Handy immer dabei zu haben, um auch tatsächlich alle Schritte gutgeschrieben zu bekommen. Wenn ich es dann trotzdem mal vergaß, habe ich mich geärgert. Aber es half auf jeden Fall, mich regelmäßig und viel zu bewegen. Und man weiß ja: Bewegung ist gesund.